「粧う」ことで健康寿命を伸ばす 化粧療法

エビデンスに基づく超高齢社会への
多職種連携アプローチ

株式会社資生堂
池山和幸 著

クインテッセンス出版株式会社　2019

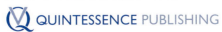

Berlin | Chicago | Tokyo
Barcelona | London | Milan | Mexico City | Paris | Prague | Seoul | Warsaw
Beijing | Istanbul | Sao Paulo | Zagreb

はじめに

　ヒトはいつから「粧う」ことをしていたのでしょうか？

　現代において、化粧は日常生活に深く根付いた生活習慣といっても過言ではありません。多くの女性が当たり前のようにしている化粧は、だれが始めたのでしょうか。

　文献を調べてみると、化粧を始めたのは、なんと旧石器時代の原始人類ネアンデルタール人のようです。およそ20〜10万年前から、身体装飾（ボディペインティング）がされていたと考えられています。われわれの直接の祖先であるホモ・サピエンス、クロマニョン人が登場するよりも前の話です。当時の化粧の目的は、狩猟の際、自然に合わせてカモフラージュするため、呪術や信仰ためといわれています。

　目的は変化していますが、約数十万年前から脈々と受け継がれているこの「粧う」という行為が、年齢を重ねるとさまざまな要因で徐々にされなくなっていく現実を皆さんはご存じでしょうか？　現代人（特に高齢者）で「粧う」行為が途切れてしまう可能性があるのです。

　一方で、女性は「いくつになってもきれいでいたい」、「お化粧するのは楽しい」とおっしゃります。私が研究をとおして出会った元気な方も要介護の方も、皆さんの気持ちは同じです。

　この「粧う」に対する気持ちと行動にギャップがあるのは、なぜでしょうか？

　私は大学院に行きながら、通信制の介護専門学校に通っていました。その当時、2週間の介護現場実習があり、介護度5の93歳女性を担当していました。食事、更衣、排せつなどは全介助でほぼ寝たきり。1日に数分お話しするのがやっとの状態でした。

はじめに

　彼女の部屋の壁には、数年前に撮影された孫や子どもに囲まれてにっこり笑うご本人の写真があり、唇には赤い口紅をされていました。
　ある日、私が「写真の口紅がすてきですね。口紅はどうやって塗るのですか？」と尋ねると、一日中ほとんど動かない手がゆっくりと動き出し、口紅をつける動作をされました。おそらく、以前は当たり前のように口紅をしていたからその動きができたのでしょう。彼女は視界に入る過去の自分の写真を見て、なにを思っていたのでしょうか。

　これまでしていた当たり前のことが、一生ずっと続く。やりたいことが当たり前にできる。それが本当の幸せではないでしょうか。本書をとおして、高齢期に「粧う」ことの意義、そしてそれを続けることによる社会的な価値についてお伝えできればと思います。化粧療法で今よりちょっと明るい超高齢社会をつくりたい、そんな想いで執筆させていただきました。

2019 年 8 月
池山和幸

BEAUTY INNOVATIONS FOR A BETTER WORLD

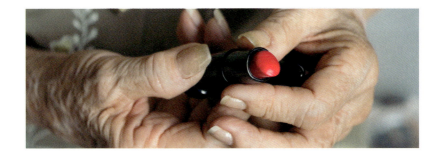

「粧う」ことで
健康寿命を伸ばす
化粧療法
エビデンスに基づく超高齢社会への
多職種連携アプローチ

Contents

はじめに 2

第1章 化粧療法について（総論）

1-1 化粧療法の研究を始めたきっかけ 8

1-2 「化粧」とは？ 12

1-3 「化粧療法」とは？ 15

第2章 歯科（歯や口）と化粧療法

2-1 口腔機能と化粧療法の意外な関係 22

2-2 口腔ケアと化粧の関係 26

2-3 オーラルフレイル予防に役立つ
「口腔"外"ケア」という考え方 31

2-4 「口の機能」と化粧療法 36

2-5 「唾液」と化粧療法 40

2-6 「話す」と化粧療法 45

第3章 全身の健康と化粧療法

3-1　化粧療法が身体機能に及ぼす影響 54
3-2　化粧療法が脳・認知機能に及ぼす影響 58
3-3　社会的と精神・心理的のフレイル対策 62
3-4　健康寿命と化粧の関係 67

第4章 地域における化粧療法の活用例

4-1　地域歯科における取組み事例 74
4-2　待合室の活性化 78
4-3　化粧療法を取り入れたい、
　　　歯科医療関係者のためのアドバイス 82
4-4　化粧療法の担い手になるには？
　　　資生堂化粧セラピスト認定制度 88

　　高齢期に最高の輝きを 93
　　おわりに 95

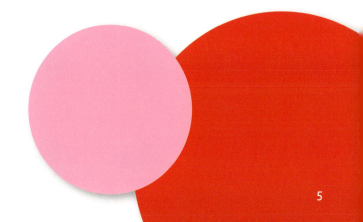

第1章

化粧療法について
（総論）

- 1-1 化粧療法の研究を始めたきっかけ
- 1-2 「化粧」とは？
- 1-3 「化粧療法」とは？

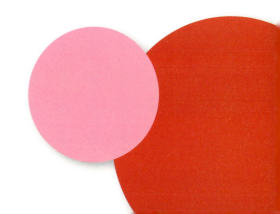

1-1　化粧療法の研究を始めたきっかけ

　皆さん、はじめまして。株式会社資生堂の池山和幸と申します。私は入社以来、高齢者に対する化粧療法の研究を行っています。元気なシニアから要介護高齢者、認知症の高齢者など、たくさんの高齢者との出会いをとおして、高齢期の化粧についてさまざまな知見を得ることができました。

　本書をとおして「化粧が歯科領域とどのような関連があるのか？」「化粧と健康寿命がどうかかわるのか？」「高齢期にする化粧の社会的価値とは？」など、歯科医療従事者だけでなく高齢者にかかわる専門職の方やご家族の皆さんのお役に立つ情報をお伝えしたいと思います。はじめに、なぜ男性である私が化粧に興味をもち、高齢者に特化した化粧療法の研究を行っているのかをお伝えしたいと思います。

　1996年の春。当時大学生だった私は、京都市内のデパ地下で洋菓子店の販売アルバイトをしていました。その年のゴールデンウィークは快晴で、観光客は丸山公園や清水寺を訪れ、デパ地下は閑散としていました。売場で暇を持て余していた私は意をけっして、アルバイト先の女性店長に自分の悩みを相談しました。

　「僕は左右の眉頭の毛が薄く、眉毛と眉毛が離れていることがコンプレックスなんです」

　店長はひと言、「眉毛、描いたらええねん」――そう言って、お客さんにみつからないように、カウンターの下にしゃがみ込み、その場で眉ペンシルを使って私の眉毛を描き足してくれました。

　鏡を見た瞬間、私の中でなにかが大きく変化しました。あの時の衝撃は今でも鮮明に覚えています。きっとその変化にはだれも気付かなかったのでしょうが、私にとっては劇的な変化でした。「化粧のちから」

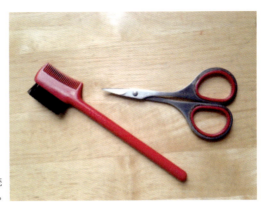

図1 当時購入し、今も使い続けているキット（資生堂社製）。

を知った瞬間です。それがきっかけで、将来は化粧にかかわる研究を行おうと考えるようになりました。ちなみに、現在も毎朝眉を描いています（図1）。

2000年の冬。修士課程に進学し、就職を考え始める時期になりました。将来、化粧の研究を行おうと考えていましたが、化粧のなにを研究すればよいのか答えがなかなか見つからず、悶々とした日々を過ごしていました。就活に備え取り始めた日経新聞を毎朝読んでいると「高齢化」「介護」「2007年問題」など暗い文字が躍っていました。ちょうどその時期は、介護保険制度が導入された年だったので当然です。そこで今後の日本を化粧で少しでも明るくしたいと考え、高齢者の化粧についての研究を行うことを決意しました。

そうはいうものの、私は縁あって修士課程からさらに博士課程に進み基礎医学の研究を行っていましたので、高齢者に関しては専門外。そこで将来に備え大学院で研究を行いながら、介護の専門学校（通信）に2年間通うことにしました。研究との両立でつらい時期もありましたが、大学院の間に介護福祉士の資格を取得し、高齢者に対する知

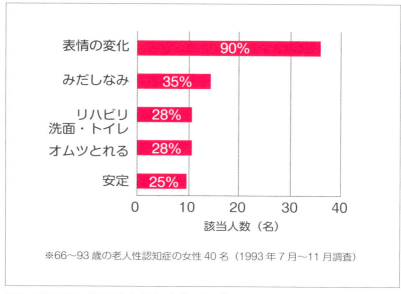

図2 鳴門山病院(徳島県)における化粧の効果[1]。

識と技術を習得することができました。

　2004年の夏。研究にもめどが立ち、いよいよ就職先を探す時期になったのですが、まともな就職活動もせず、私はインターネットで「化粧・高齢者」と検索してヒットした会社に入ろうと勝手に考えていました。そして、検索の結果ヒットした会社は、「資生堂」でした。資生堂では、1975年から全国の事業所の社員が高齢者施設や病院に出向き、化粧ボランティアを行っていました。その活動をとおして高齢者が「笑顔になった」「おむつが外れた」など、調査結果が掲載されていたのです(図2)。

　すぐにエントリーをして、面接では「高齢者と化粧」について語り続けたのがよかったのかどうかわかりませんが、運よく翌年の春に入

社することができました。入社後すぐに、私も化粧ボランティアに参加しつつ、4年ほど研究の種を探していました。

2009年の秋。ある施設を訪問した際、スタッフから聞いた話が私の進むべき道を決定づけました。

施設に入居している男性と女性が恋をしたそうです。ある日突然、その女性が、歯磨き剤を顔全体につけるという行為を始めたのです。その女性は認知症ではありませんでした。では、なぜそんなことをしたのでしょうか？ その理由は、「女性としてきれいになりたかったから」。実は彼女の持ち物の中で、自分をきれいにする唯一の所持品が「歯磨き剤」だったのです。施設に入るとき化粧品は持ち込んでいませんでした。または当時の環境から、持ち込めなかったのかもしれません。

私はその話を聞いた時に、化粧品会社に勤める人間としてたいへん恥ずかしく、悔しくて涙が止まりませんでした。施設の最寄り駅にある商店街では、化粧品があふれていました。しかし、本当にきれいになりたいと思っている女性には届けられていないのです。どうすれば、施設にいる女性が化粧をして、笑顔のある生活ができるのか、介護福祉士として、研究者として考えた結果、介護や医療の現場でも受け入れられるエビデンスに基づく化粧行為の研究、「化粧療法研究」にたどり着きました。それ以降、「高齢期に最高の輝きを提供する」をモットーに研究を続けています。

年齢を重ねるとどうしても肌は衰えます。しかし、輝ける場所や環境があれば、病院でも介護施設でも人は輝けます。その輝くためのメソッドが「化粧療法」なのです。

人生100年時代、超高齢社会の中で人がいつまでも輝き続けるためのメソッド「化粧療法」を、美容の世界だけではなく医療や介護の現場の皆さんからも発信していただければ幸いです。

また、本書をとおして、化粧の新しい社会的価値をより多くの人に知ってもらえることを願っています。

1-2 「化粧」とは？

　本書では、「化粧療法」についてお伝えしたいと思いますが、その前に「化粧品」や「化粧」について考えてみましょう。普段、生活の中で使われる化粧品は、法律で規定されています。

　「『化粧品』とは、人の身体を清潔にし、美化し、魅力を増し、容貌を変え、又は皮膚若しくは毛髪を健やかに保つために、身体に塗擦、散布その他これらに類似する方法で使用されることが目的とされている物で、人体に対する作用が緩和なものをいう」と規定されています（薬機法2条3項）。

　意外に思われるかもしれませんが、表1に示すように香水、シャンプー、歯磨き剤も化粧品の仲間になります。化粧は、主に肌を健やかに保つために行われるスキンケア的化粧と、着色などによる容貌を美

表1　化粧品と化粧

化粧品	化粧
メイク落とし、洗顔料、化粧水、乳液、美容液、クリーム、日焼け止め、シェービングローションなど	スキンケア（基礎化粧）
化粧下地、ファンデーション、頬紅、口紅、眉墨、アイライナー、アイシャドウ、マスカラ、ネイルなど	メイクアップ
ボディーローション、石鹸など	ボディケア
歯磨き剤、マウスウォッシュなど	オーラルケア
シャンプー、リンス、ヘアトニック、ヘアワックスなど	ヘアケア・ヘアメイク
香水、オーディコロン	―

＊薬用○○と表示されているものは、厚生労働省が許可した効果・効能に有効な成分が、一定の濃度で配合され、［防止・衛生］を目的に作られたもので「医薬部外品」の分類になります。

第1章　化粧療法について（総論）

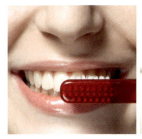 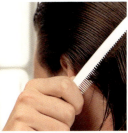 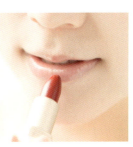

図3　歯磨き、整髪、化粧（メイク）など、これらすべて整容行為となる。

しく演出するメイクアップ的化粧の2つがあります。しかし、顔だけでなく、ハンドクリームを使ったハンドケア、爪に対するネイルケア、ヘアトニックなどを使った頭皮の手入れをするヘアケアなども広義には「化粧」に分類されます。一般的に「化粧」という言葉は、メイクをイメージしがちですが、実はそれだけではないのです。

　では、介護・医療領域では化粧はどのような位置づけなのかご存じしょうか。介護の領域では、ADL（Activity of Daily Living：日常生活動作）の中の「整容」に分類されます。整容とは、容姿（姿・形）など身だしなみを整えることをいい、整容の具体的な項目としては、口腔ケア（歯磨きなど）、手洗い、爪の手入れ、洗顔、整髪、髭剃り、化粧とされています（図3）。

　歯科従事者が主に行う口腔ケアや看護師が実施することの多い爪の手入れと化粧は同じ「整容」の仲間なのです。また、理学療法士や作業療法士が活躍するリハビリテーション領域では、ADLの自立度評価項目の中に「整容」が含まれています。自立した生活を続けるうえでは、化粧を含めて整容が自分でできるかどうかは、重要な指標となります。

介護・医療の領域では、化粧は無縁のものと思われがちですが、整容行為の1つと考えると、各専門職にとっても無縁ではないと思いませんか。

2009年度の社会福祉士および介護福祉士養成の新カリキュラムで取り組むべき事項として、自立にむけた身支度の介護が追加されました。ここには、装いの楽しみを支える介護や整容動作の介助技法が盛り込まれています[2]。

しかしながら、介護実習を終了した介護福祉士養成過程の学生（n=743）を対象にした生活支援技術に関する調査結果（2012年発表）では、介護福祉士養成過程中でほとんど化粧に関して学んでいないことが明らかになりました。養成課程の中で「口腔ケア（歯磨き介助、義歯の手入れ）」「整髪の手入れ」の介助経験をした人の割合は、それぞれ95.1%と96.7%とほとんどの人が経験していましたが、「化粧」の介助経験をした者は31.2%と、生活支援技術全84項目の中で最低でした[3]。介護領域でこの低さということは、医療（特に看護・歯科）の領域においては、教育課程の中でほとんど経験をしないということは容易に想像がきます。経験しないまま介護や医療の現場に行くと、そのような場所ではほとんどの人が化粧をしていませんから、仕事の中で経験する機会がありません。教育課程で学ばず、現場でも学ばないような現状ですから、介護・医療の現場に「化粧」は存在しないのです。非常に悲しい現実です。

化粧をはじめ整容は、生命維持に直接かかわるものではありませんが、「自分らしさ」を維持する大切な行為です。要医療・要介護状態でも社会の中で生活している限り、「自分らしさ」は年齢や性別に関係なく必要だと思います。

2000年に厚生省（現在の厚生労働省）は、QOL（Quality of life；生活の質）とは、「日常生活や社会生活のあり方をみずからの意思で決定し、生活目標や生活様式を選択できることであり、本人が身体的、

精神的、社会的、文化的に満足できる豊かな生活」と定義しています。

スキンケアは身体を健やかに保ち、精神的なリラックス効果があります。メイクは社会性と密接にかかわりますし、流行もありますから文化ともいえます。このように「化粧」は、今やしっかりと日常生活に根付いた習慣といえます。そう考えると意外に QOL と化粧は関係が深いのではないでしょうか。

昨今、医療分野においても患者の QOL が重視されるようになりました。厚生労働省の QOL の定義からすると、必ずしも治療をして元気なることだけが QOL の維持ではないということです。たとえ疾病が完治しなくても、自分らしく満足できる日常生活を送ることができていれば、QOL の維持は可能ですし、また周囲が適切なサポートすることで QOL の向上が可能になるかと思います。

特に高齢者は複数の慢性疾患を保有していますので、疾患を受け入れ、どのように QOL を維持するかが重要になります。2018 年の総務省の人口推計では、国内の 65 歳以上の高齢者人口は 3,557 万人（高齢化率：28.1％）に達し過去最高を更新しました。女性においては、初めて 2,000 万人を超え、女性の高齢化率は 31％ に達しました。

高齢期に、要医療・要介護状態に陥ると QOL が低下しがちです。ぜひとも医療介護の現場から、QOL の維持・向上ための手段として化粧療法を活用してみてください。

1-3 「化粧療法」とは？

つぎに、化粧療法の歴史についてお伝えしたいと思います。1970年に火焔状母斑に対して「カバーマーク」という専用化粧品を用いて、容貌を改善しようとした試みが、化粧療法の萌芽研究といえます[4]。その後、化粧の臨床的効用に焦点を当て、化粧品使用の心理学的効用に関する研究を体系的にまとめ、1985 年に化粧行動に関する専門書

『The Psychology of Cosmetic Treatments』が発刊され、化粧療法の概念が広がりました[5]。それ以降、臨床心理学的な観点から化粧の効果がさまざまな領域で検証されてきました（表2）。

　心理学的に、スキンケアには鏡をとおして自分への関心を高める対自的機能、メイクにはきれいになることで他者を意識する対他的機能をもつといわれています。化粧療法は、これらの機能を用いて自分への自信や自分らしさの維持、あるいはそれらを取り戻すきっかけづくりをサポートします。そして最終的なゴールは、美容というよりは、社会復帰、社会参加など、社会性・社交性の維持・向上にあります。したがって化粧療法は、化粧をとおして社会的な課題を解決する手段ともいえます。

　資生堂では、表2の化粧療法をダイバースビューティー[注1] の具体的な取組みとして実践しています。カバーメイクやアピランスケアは、自社の専門ルーム（資生堂ライフクオリティービューティーセンター、図4）で専門スタッフ「メーキャップケアリスト」が、専用化粧品を用いて個別に対応します（図5）。メンタルケア、ロービジョンケア、

表2　化粧療法の名称と対象

名　称	対　象
カバーメイク	瘢痕、あざ、皮膚疾患などの患者
アピアランスケア	がん患者
メンタルケア	精神疾患
ロービジョンケア	視覚障がい者
整容化粧ケア	高齢者

第1章　化粧療法について（総論）

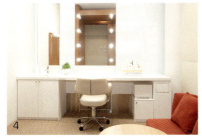

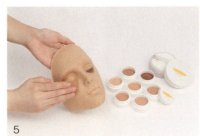

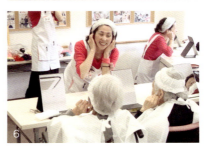

図4　自社の専門ルーム（資生堂ライフクオリティービューティーセンター）。

図5　アピアランスケアで使用する専用化粧品パーフェクトカバー。

図6　いきいき美容教室。高齢者に対する化粧療法の様子。

　整容化粧ケアにおいては、各支社に配置された専門スタッフ「ビューティーセラピスト」が、各種団体からの依頼に応じて病院、施設、学校などを訪問し化粧療法を実践しています（図6）。さらに高齢化の進展にともない、高齢者に対する化粧療法スキルを学んでいただき、みずから実践できるようにする講座も開催し、個人や団体スタッフの方が受講されています。

　これからも化粧品会社ならではの強みを生かして、社会的な課題解決や新しい価値を創造していきます。詳細情報は、「資生堂ライフクオリティービューティーセミナー」で検索してみてください。

　また、資生堂に限らずそれぞれの化粧療法に関する書籍がいくつか発刊されていますので、詳細はそれらをご参照いただくとして、本書では、今後の加速する高齢化に備えるためにも、特に高齢者に対する化粧療法についてお伝えしていきたいと思います。

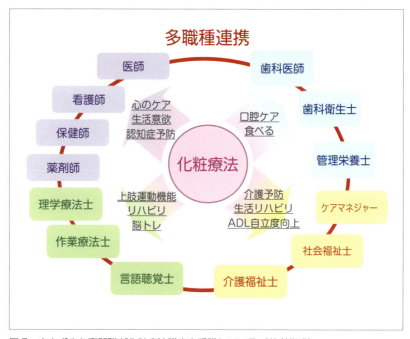

図7 さまざまな専門職が化粧療法講座を受講している(著者作成)。

　資生堂で実践している高齢者に対する化粧療法は、スキンケアやメイクアップだけでなく、清拭、洗顔、整髪などが盛り込まれたプログラムになっており、さまざまな整容行為をとおして、心身機能・生活機能の向上やQOLの維持・向上を目指します。スタッフは自立支援のもと、高齢者の残存機能を引き出し、参加者ご自身でする整容や化粧を推進するという特徴があります。ここでは、いかにご本人の意欲を引き出すかに注力します。けっしてメイクばかりしているのではありませんし、いちからすべて資生堂スタッフがメイクを仕上げるわけではありません。あくまでも、ご自身で行う化粧を含めた整容行為を

とおして、機能回復を目指しますので、厳密にいうと資生堂の化粧療法は、「整容行動療法」と表現するのが正確なのかもしれません。

参加者のメリットは、整容行為という日常生活で習慣的に行われている行為を活用するため取組みやすい点や、実施後の成果が視覚的にすぐ確認できるため、継続意欲を維持しやすい点が挙げられます。

資生堂では、介護施設、病院、地域の集会所や区役所などで教室を開催し、年間のべ約3万人以上の高齢者に参加いただいています。元気な方だけでなく100歳を超えた方、認知症、片麻痺、要介護5といった方も参加されます。きっかけや環境が整えば、意外にご自分で整容や化粧ができるのですが、できないと思っているのは、実は周囲の人なのです。資生堂化粧療法プログラムは、認知症のリハビリの原則である4つの要素「快刺激」「正しい方法の繰り返し」「コミュニケーション」「役割といきがい」を盛り込み、健常高齢者だけでなく要介護高齢者でも自分で化粧が楽しめる内容になっています。また、化粧だけでなく、ネイルケア、ハンドケア、ヘアケアなど顔以外に対するメソッドや手指や上肢の筋肉や関節を意識的に動かす運動なども取り入れ、楽しみながら五感を刺激し、心身機能や生活機能の維持・向上を目指す内容で構成されています。

近年、医療介護の専門職の方が、化粧療法講座を受講されることが増えてきています（図7）。職種によって目的はそれぞれですが、最終ゴールは高齢者の健康寿命の延伸かと思います。化粧療法プログラムの最終ゴールも、健康寿命の延伸です。その手段として、美容・化粧を用いているのです。それを実現する1つの手段として化粧療法を取り入れてみませんか？　化粧療法をとおして、多職種が連携し高齢者の健康寿命の延伸を目指しましょう。

注1）ダイバースビューティ：資生堂が長年培ってきた美容のノウハウを用いて、世界中のすべての人が多様な価値観や生き方を選択でき、自分の人生を自分らしく美しく彩ることのできる社会の実現を目指すという概念。

参考文献（第 1 章）

1. 土居泰子，中内敏子，矢野保子．老人病院における化粧の効果．月刊福祉 1994：5：86-89.

2. 厚生労働省．社会福祉士及び介護福祉士養成過程における教育内容等の見直しについて．https://www.mhlw.go.jp/stf/seisakunitsuite/bunya/hukushi_kaigo/seikatsuhogo/shakai-kaigo-yousei/index.html（2019 年 6 月 30 日アクセス）.

3. 武田啓子，高木直美．生活支援技術項目と卒業時到達度に関する研究 第 2 報．介護福祉学 2012：19（2）：139-146.

4. Hey H. Dekorative Behandlung beim Naevus flammeus (Cosmetic therapy on naevus flammeus). Cosmetologica 1970; 19(3): 71-767 [In German].

5. Graham JA, Kligman AM. The Psychology of Cosmetic Treatments. New York: Praeger, 1985.

第2章

歯科（歯や口）と化粧療法

2-1 口腔機能と化粧療法の意外な関係

2-2 口腔ケアと化粧の関係

2-3 オーラルフレイル予防に役立つ「口腔"外"ケア」という考え方

2-4 「口の機能」と化粧療法

2-5 「唾液」と化粧療法

2-6 「話す」と化粧療法

2-1　口腔機能と化粧療法の意外な関係

　近年、口の健康は全身の健康に影響を及ぼすことが明らかなり、口腔機能の維持や口腔ケアの大切さが認知されるようになっています。

　2011 年頃から現在まで、化粧療法の研究の一環で、歯科医師や歯科衛生士さんと研究を行ってきましたが、さまざまな方から「化粧の研究なのに、皮膚科ではなくなぜ歯科なの？」「化粧と口腔機能はどのような関係があるの？」「肌のケアと口腔ケアに共通点はあるの？」とよく聞かれます。これまでの研究から、口腔機能と化粧療法には意外な関係があることがわかってきました。

　まずは、化粧と口の健康につながる口腔機能や口腔ケアに関する研究を行うきっかけとなった出来事をお伝えしたいと思います。

　2011 年春、私は横浜市内の介護老人保健施設で身体機能や認知機能に対する化粧療法の効果検証を開始しました。化粧療法プログラムとして、月 2 回の「いきいき美容教室」への参加と、毎日のスキンケアの実施を 3 か月間行いました。研究期間も終盤を迎えたとき、現場の介護スタッフに参加者の変化についてヒアリングをしていると、興味深い答えが返ってきました。

「『いきいき美容教室』に参加していた 2 人のよだれが止まったのよ」

　そこで、教室後に毎回撮影していた記念写真を確認すると、初めて参加した時の写真にはよだれかけが写っていましたが、3 か月後の写真には写っていませんでした（図 1、2）。撮影者に確認しましたが、撮影のために外したのではないとのことでした。

　また、その施設での化粧療法の取組みに対する取材が入っていたこともあり、テレビクルーがご家族にインタビューをしていました。そ

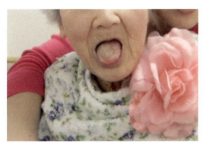
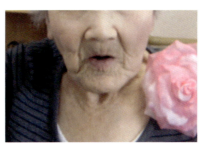

図1 「いきいき美容教室」に参加前はよだれかけを使用していた。

図2 「いきいき美容教室」参加後はよだれかけが写っていない。

の中でも「母親のよだれが、なぜか止まったのです」とコメントをされていました。

化粧をするとよだれが止まる？？？？ なぜ？？

――話は検証が始まる数か月前。化粧による認知機能への影響を調べるために、脳から分泌されるドーパミン[注1]という物質を測定する計画を立てていました。しかし、ドーパミンを測定するには採血が必要で、参加者の負担が大きいこともあり、測定は断念しました。そこで苦肉の策で、参加者の負担が比較的小さい唾液を採取し、ドーパミンと関係があり唾液でも検出が可能なサブスタンスＰ[注2]という物質を測定することにしました。直接ドーパミンの変化を調べることはできませんが、間接的に認知機能にかかわる物質の変化を期待して、検証をスタートしました。その時点では、まさかサブスタンスＰが嚥下にかかわる物質だと知りませんでした。

検証3か月後、スタート時と比較するためにデータ分析を始めました。冒頭のスタッフのコメントが気になり、まず、よだれが止まっ

た2人の唾液量を確認すると、他の方と比べても3か月後も明らかに多く、量が減ったわけではないことがわかりました。

つぎに、ドーパミンの代わりに測定することになったサブスタンスPの唾液中濃度を分析すると、参加者12名の平均値は、3か月後に明らかに上昇していました。研究を行いながらサブスタンスPについてさまざまな論文を読むなかで、嚥下にかかわる物質だということを理解していましたので、この結果には驚きました。

この2つの結果から、「唾液分泌量は変化していないが、分泌された唾液を飲み込めるようになったからよだれが出なくなったのではないとか」と考え、化粧療法が嚥下機能やその他の口腔機能に及ぼす影響ついて興味をもつようになりました。

さらに検証するために、ご縁のあった歯科衛生士さんと共同研究を

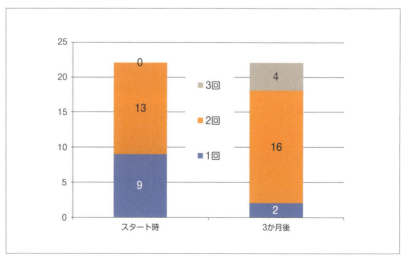

図3 3か月間の化粧療法の前後に反復唾液嚥下テストを実施すると、唾液中サブスタンスP濃度は明らかに上昇し、嚥下の回数もほとんどの方が増えた。

第 2 章　歯科（歯や口）と化粧療法

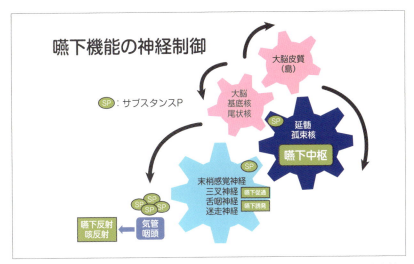

図 4　嚥下中枢は延髄にあり、大脳皮質と末梢感覚神経がかかわっている（参考文献 1 より一部改変）。

始めることにしました。東京、埼玉、神奈川の 3 つの有料老人ホームの入居者で嚥下機能が低下している 22 名（平均年齢 85.2 歳、平均介護度 2.3）を対象に、唾液中サブスタンス P 濃度測定と反復唾液嚥下テスト（RSST：Repetitive Saliva Swallowing Test）を行いました（図 3）。化粧療法を 3 か月間実施すると、唾液中サブスタンス P 濃度は明らかに上昇し、嚥下の回数もほとんどの方が増えました[2]。

　ここでも、よだれが止まった方が 1 名いらっしゃったとホームのスタッフから報告がありました。やはり、化粧と嚥下はなにか関係がありそうです。

　嚥下中枢は図 4 に示すように延髄にあり、大脳皮質と末梢感覚神経がかかわっています[1]。あくまでも仮説ですが、嚥下と化粧との関係は、メイクによる大脳、スキンケアによる末梢感覚神経への刺激入

力になり、嚥下になんらかの影響を与えているのではないかと考えています。

　近年、メイクの脳科学研究は、脳波測定、脳血流測定、fMRI などの手法が用いられ急速に進んでいます。今後の研究をとおして、化粧と大脳皮質との関連が明らかになることを期待したいと思います。

　また、スキンケアについては、室温（23℃）の化粧水やクリームを皮膚（36.5℃）に塗布しますので、毎日続ければ末梢神経の温度刺激になります。施設に入居後ほとんど肌の手入れをしなくなった方が、化粧療法をとおしてスキンケアをし始めたら、なんらかの変化が起きても不思議はないと思います。

　このように化粧には、まだまだわれわれが知らない不思議な力が秘められています。今後も皮膚に限らず全身への影響について研究を行っていきたいと思います。

　もし、血液でドーパミンが測定できていたら、口腔機能の研究は行っていなかったのでしょう。研究とは不思議なものです。

　2011 年から肺炎が脳血管疾患を上回り、日本人の死因の第 3 位となりました．肺炎で亡くなる方の約 95％が 65 歳以上といわれ、さらに 65 歳以上の肺炎の 70％が誤嚥性肺炎といわれています。誤嚥性肺炎を防ぐには、嚥下機能の維持、そして口腔ケアが重要となります。

　誤嚥性肺炎予防の非薬物療法として、化粧療法がお役に立つ可能性を秘めています。副作用は、きれいになれることです。ぜひ「化粧療法」の導入をご検討ください。

2-2　口腔ケアと化粧の関係

　1989（平成元）年から、厚生省（当時）と日本歯科医師会が推進している「80 歳になっても 20 本以上自分の歯を保とう」という

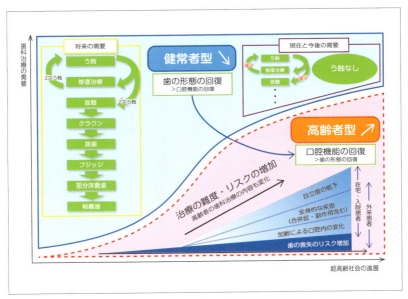

図5 歯科治療の需要の将来予想(イメージ)。少子高齢化の進展や、歯科疾患の罹患状況の変化にともない、これまでの歯の形態の回復を主体とした、いわゆる「健常者型」の歯科治療の需要は減少し、全身的な疾患を有するなどの治療の難度・リスクの高い、いわゆる「高齢者型」の歯科治療の需要が増加することが予想される(参考文献3より作成)。

8020運動の成果もあり、2017年6月に厚生労働省が発表した歯科疾患実態調査(2016年調査)では、達成者が51.2％となりました。

しかし、丈夫な歯があっても口がきちんと機能していなければ意味がありません。今後の高齢者型歯科治療は、歯の形態修復より口腔機能の回復を目的とする治療が求められると、厚生労働省からも発信されています(図5)。

口の健康を維持するためには、予防のための口腔ケアが大切です(図6)。口腔内環境を維持するためのうがいや歯磨きのような器質的口

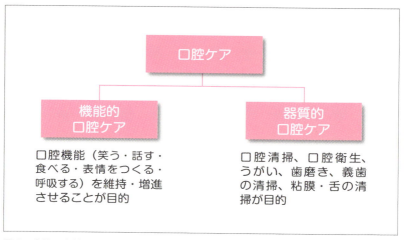

図6 今後の高齢者型歯科医療：2つの口腔ケア（参考文献4、5より一部改変）。

腔ケアは、比較的意識をもって継続的に続けられます。だれしも虫歯にならないように気を付けますし、虫歯になれば痛いので歯科医院に行き治療を受けます。

　しかし、「食べる」「話す」などをケアする機能的口腔ケアは、口の機能が突然悪化することがないので、なかなかその衰えに気づかない、気づかないから取り組まないという現状があります。自分ごとにならないと、人はみずから行動を起こすことはなかなか難しいのです。

　高齢期の口のささいな衰えは「オーラルフレイル」といわれ、2015年から日本歯科医師会はこの「オーラルフレイル」を8020運動に準じる国民運動として、その考え方を広く普及啓発しています（2-3「オーラルフレイル予防に役立つ『口腔"外"ケア』という考え方」31頁参照）。この運動の成功のカギは、口に興味・関心をもち、口のささいな衰えに気づいてもらうことです。まずは、口腔リテラシーの

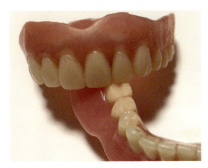
図7 義歯（イメージ画像）。

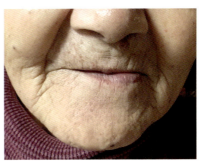
図8 入れ歯がない状態の口唇は薄く、口紅が楽しめない。

低下を防ぐことが第一歩なのです。

　私は、高齢期の口腔リテラシーの低下防止に化粧療法が有効なメソッドだと確信しています。そのように考えるようになったきっかけは、2013年に都内の有料老人ホームで効果検証中、介護スタッフから言われたこんな声でした。

　「Aさんは、月2回いきいき美容教室に参加するようになって、入れ歯を作られました」

　その施設では毎週、訪問歯科診療が行われているので、義歯はいつでも作ろうと思えば作ることのできる環境でしたが、それまでその方は義歯を作ろうとはしませでした（図7）。それが急になぜ依頼をしたのでしょうか？　そこで早速、義歯を製作された女性にヒアリングをしました。

「歯がないと唇が薄くなってしまって、口紅が楽しめないのよ」

　図８のように、義歯をしていないと上唇はほとんど見えません。確かにこれでは口紅は楽しめません。メイクをしていていちばん盛り上がる口紅を、自分だけが楽しめないのは辛いですよね。そんな気持ちが義歯の製作依頼につながったのです。

　資生堂で展開している「いきいき美容教室」の中でも、いちばん盛り上がるのが口紅です。男性に「化粧品といえば？」と聞くとほぼ100％の方が「口紅」と回答するくらい、口紅は化粧品のなかでもっとも象徴的なアイテムなのです。資生堂が行った健常高齢女性（389名）のメイク実態調査でも、数あるメイクアイテムの中でもっとも使用者が多かったのが口紅で、実に92.8％が使用していました[6]。

　都内の有料老人ホームで化粧の実態調査をしていたとき、ある女性は、普段はスキンケアもメイクもしていないけど、だれかと面会する時は口紅をつけるとおっしゃっていました。口紅は女性にとって一瞬で印象をガラッと変えることのできる便利なアイテムなのです。

　この出来事は、化粧療法によって参加者の口に対する興味・関心が高まったことを表しています。実はこのような事例が、その後さまざまな施設で４年間に４例報告がありました。

　化粧をとおして、きれいになりたいという欲求や自分への自信を引き出すことができれば、年齢に関係なくみずから行動を起こします。化粧は、自分の口に関心をもつきっかけづくりに有効であることがお分かりいただけると思います。また前述したように、口腔機能になんらかの良い影響を与える可能性があるなら、化粧療法を歯科の現場で取り入れてみてはいかがでしょうか？　少なくとも患者さんのすてきな笑顔に出会うことができるでしょう。

2-3 オーラルフレイル予防に役立つ「口腔"外"ケア」という考え方

　前項でオーラルフレイルについて少しふれましたが、本項ではフレイルの全体像をお伝えしたいと思います。

　フレイルは、健常な状態と要介護状態（日常生活でサポートが必要な状態）の中間で、心身機能が低下した状態ではあるが、適切な対応策を取ることによって、高齢者が要介護状態に陥ることを回避することができる可逆的な状態です（図9）。早期に発見し、適切な介入を行うことによって生活機能を維持・向上させることが期待できます。

　フレイルは、骨格筋を中心としたサルコペニア（加齢性筋肉減弱症）やロコモティブシンドローム（運動器症候群）を要因とする「身体的フレイル」だけを考えがちですが、図10のように、閉じこもりや困

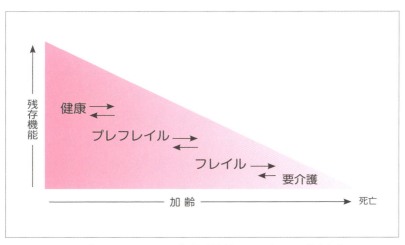

図9　フレイルモデルの4つのフェーズ（参考文献7より引用、一部改変。）

窮など社会的要因を含む「社会的フレイル」、うつや認知機能低下など、精神的・心理的要因を背景とする「心のフレイル」、そして口の些細な衰えといわれる「オーラルフレイル」など、多面性をもっています。これらのフレイルは、それぞれが影響し合い進行していくため、フレイル予防には多職種が連携していく必要があります。特にオーラルフレイルには、「食べる」にかかわる看護師、薬剤師、管理栄養士、介護福祉士らも取り組むことになりますが、やはり歯科領域の専門である歯科医師や歯科衛生士の役割が重要になってきます。

平成30年度歯科診療報酬改定では、「口腔機能低下症」が保険収載されました。日本歯科医師会からは、口の健康が徐々に衰えていくステップを分かりやすく表した概念図が示されています。図10をご

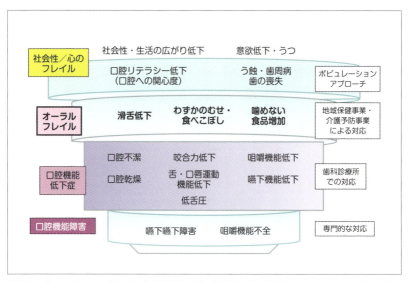

図10　オーラルフレイル（口腔機能低下症）概念図（参考文献8より引用、一部改変）。

自分の口の健康状態を知って、
オーラルフレイル対策を

4点以上で危険性が高い !!

オーラルフレイルのセルフチェック表

質問事項	はい	いいえ
□半年前と比べて、堅い物が食べにくくなった	2	
□お茶や汁物でむせることがある	2	
□義歯を入れている※	2	
□口の乾きが気になる	1	
□半年前と比べて、外出が少なくなった	1	
□さきイカ・たくあんくらいの堅さの食べ物を噛むことができる		1
□1日に2回以上、歯を磨く		1
□1年に1回以上、歯医者に行く		1

※歯を失ってしまった場合は義歯等を適切に使って堅いものをしっかり食べることができるよう治療することが大切です。

合計の点数が	
0〜2点	オーラルフレイルの危険性は低い
3点	オーラルフレイルの危険性あり
4点以上	オーラルフレイルの危険性が高い

出典：東京大学高齢社会総合研究機構　田中友規、飯島勝矢

かかりつけ歯科医に定期的に通い、
ずっと笑顔で“健康長寿”を目指しましょう！

いつまでも元気で、
おいしく食べられるように…

発行：2018年12月

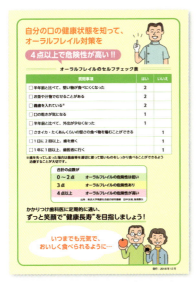

図 11　オーラルフレイルのセルフチェック表[9)]。

① ほぼ同じ年齢の同性と比較して健康に気を付けた食事を心がけていますか

② 野菜料理と主菜（お肉またはお魚）を両方とも毎日２回以上は食べていますか

③「さきいか」「たくあん」くらいの固さの食品を普通に噛み切れますか

④ お茶や汁物でむせることがありますが

⑤ １日 30 分以上の汗をかく運動を週２日以上、１年以上実施していますか

⑥ 日常生活において歩行または同等の身体活動を１日１時間以上実施していますか

⑦ ほぼ同じ年齢の同性と比較して歩く速度が速いと思いますか

⑧ 昨年と比べて外出の回数が減っていますか

⑨ １日に１回以上は、誰かと一緒に食事をしますか

⑩ 自分が活気に溢れていると思いますか

⑪ 何よりまず、物忘れが気になりますか

図 12　イレブンチェック（フレイル簡易チェックシート）[10)]。

覧いただくと、「オーラルフレイル」や「口腔機能低下症」に目がいきがちですが、いちばん上の層をご覧ください。「口腔リテラシーの低下（口への関心度）」とあります。オーラルフレイル対策の第一歩は、高齢者に口に関心をもっていただくことなのです。そのために、オーラルフレイルのセルフチェック表などを活用し、高齢者にご自身の状態を知っていただくことが重要です（図 11、12）。では、さらに踏み込んだオーラルフレイル対策は、だれが、どのようにすればよいのでしょうか？

まず、「だれが」に関しては、オーラルフレイル対策に従事する専門職の方々です。歯科医療従事者だけでなく多職種の方々が、さまざまな場面・場所で口腔リテラシーの向上に取り組まなければ、オーラ

ルフレイルの予防は実現しません。

　つぎに、「どのように」にですが、高齢者に口に関心をもっていただくために実施するメソッドとして、化粧療法を活用した「口腔"外"ケア」という考え方をご紹介いたします。口の外、すなわち口を中心とした顔や身体からアプローチをして最終的に口に関心をもっていただく方法です。

　化粧行為の1つであるスキンケアは、ほぼ毎日鏡の前で行われ、自分の顔を見つめる時間帯になります。口元のしわやほうれい線は、老けた印象を与えますので、特に気になる部分です。日本の女性は、欧米の女性と比較して、湿度など環境の影響もありスキンケア意識が高いといわれています。顔に関心をもつ時間帯に、唾液腺マッサージや口輪筋の働きなど口に関する情報を思い出すようになれば、自然に口に関心をもち、口腔ケアにつなげることができると考えられます（図13）。

　以前、要介護女性211名を対象に化粧実態調査を実施しましたが、約7割はスキンケアもメイクもしていないが、約3割弱はスキンケアだけはしているという結果でした[6]。メイクはやめても、スキンケアはある一定の割合で続けられている化粧行為です。この習慣を、口

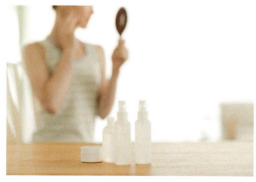

図13　スキンケアをとおして自然に口に関心をもち、口腔ケアにつなげることができると考えられる。

への関心をもっていただく場面として活用してはどうでしょうか？

　そして、メイクも口腔外ケアとして有効です。「2-2 口腔ケアと化粧の関係」（26頁）でお伝えしましたが、口紅は女性にとって一瞬で自分を彩ることができる有効なアイテムなのです。口紅をつける機会や場があれば、必然的に口に意識が向けられます。口腔機能低下によるデメリットや疾患のリスクを伝えて、口に関心をもっていただくことも必要ですが、化粧という「楽しいこと」をとおして口に関心をもってもらうのも有効な手段です。実際に北海道や九州の歯科医院では化粧療法を導入し、楽しみながらきれいになれる口腔ケア教室を開催する取組みも始まっています（「4-1 地域歯科における取組み事例」74頁参照）。

　また、口に関心をもっていただく以前の問題で、認知症など要介護状態の高齢者は、口を動かすことが減ってくるため、口を触られることに過敏になり、口腔ケアを拒否することがあります。それらの症状を和らげていくことを歯科領域では「脱感作」といいます。資生堂の実践している化粧療法プログラムは、まさに脱感作の手法です。

　はじめに、香りのついた化粧品でリラックスできる環境をつくります。つぎに、ネイルを楽しんだり、手指・腕のマッサージや体操をしたりして、口より遠い部分から接触を開始し緊張をほぐしていきます。その後、スキンケア、ベースメイクなど顔全体のケア、そして眉メイクや頬紅などで顔を彩り、徐々に口に近づいていきます。最後に口紅を使いますが、その頃には参加者は、鏡の中の自分の口にかなり集中しています。

　このように、口を中心としたその周辺のケア、「口腔外ケア」を取り入れれば、口への意識が高まり、オーラルフレイル対策がスムーズに行えるのではないでしょうか？　資生堂では、このような手技を体系的に学ぶ「化粧療法講座」を開催していますので、ぜひ受講をご検討ください。詳しくは、「資生堂ライフクオリティービューティーセミナー」ホームページをご覧ください。

2-4 「口の機能」と化粧療法

　2-4から2-6では、食べる、呼吸をする、話す、笑う、表情をつくるといった口の機能と、化粧療法の関係についてお伝えします。

　まず、化粧療法と人間が生きていくうえで不可欠な「食べる」の関係について考えたいと思います。図14は、「食べる」を視点にして、オーラルフレイルがどのように進行していくのかを図式化したものです。オーラルフレイルは第2段階に位置し、その前後には第1段階として「社会性／心のフレイル」、第3段階には「身体的フレイル」があります。オーラルフレイルはその前後のフレイルの影響を受けますし、また影響を与えるので、「食べる」に対する対策は、単純に口

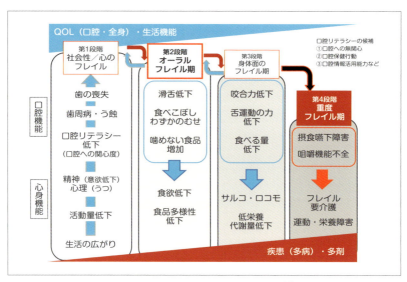

図14　オーラルフレイルの概念図、ささいな口腔機能の衰え[11]。

第 2 章 歯科（歯や口）と化粧療法

だけの対応では不十分で、広い視野をもって多職種と連携しながら取り組む必要があります。

　前項でもお伝えしたように、フレイルは多面性をもち、徐々に進行していきます。フレイルの初期段階は、身体的・心理的な要因や環境要因によって、生活の広がりがなくなり一人で食事（孤食）をする頻度が増えるようになることから始まります。この段階を「社会性／心のフレイル期」といいます。毎日孤食では楽しくありませんし、食欲も失せてしまいます。食べる機会や回数が減少すると、口の衰えが徐々に進行していきます。そういう意味では、オーラルフレイル対策は、第 1 段階の社会性／心のフレイル対策も視野に入れておかなければ根本的な解決にはなりません。

　ある製薬会社の 65 ～ 70 歳の男女 600 名を対象にした健康に関するアンケート調査で、健康と感じる指標は？という問いに、いちばん多かった回答が「おいしく食事が食べられる」でした。最期まで残る人間の欲求の 1 つとして、「食欲」があります。生命維持のための栄養摂取という意味だけではなく、生きる楽しみとしての「食べる」ことは、健康長寿と密接な関係があることが容易に想像できます。

　では、生きる楽しみとしての「食べる」ことと化粧療法とは、どのようにかかわることができるのでしょうか？　これまでに私が経験した事例を 2 つご紹介したいと思います。

　1 例目は、ある有料老人ホームで化粧療法を始めたところ、利用者の食欲が増したという事例です。スタッフの報告では、以前は主食 1 割、副食 1 割だったのが、主食 7 ～ 8 割、副食 5 割ほど食べられるようになったとのことでした。この事例は、化粧による心理状態の変化が影響したと考えられます。

　化粧の心理学的研究は、1980 年代ごろから盛んに行われ、化粧をすることで気持ちが明るくなったり、前向きになったりして、生活意欲が出てくることがわかっています。他の施設では、リハビリに取り組む意欲やレクリエーションに参加する意欲が増したとの声もよく聞

37

きます。この方は、その意欲が食欲につながったのではないかと考えられます。

2例目は、ある介護老人保健施設で化粧療法を始めたところ、利用者の食事のときの姿勢が良くなったとの報告がありました。以前はその方は食事中、姿勢の保持が困難で介助が必要だったそうです。いったいなにが起きたのでしょうか？　その方が月2回参加していた「いきいき美容教室」の所要時間は約50分間です。その間、鏡の自分を頻繁に確認しますので、姿勢が保持できないと鏡で出来ばえを確認できないのです。きれいになるためにがんばろうという気持ちが、自然と姿勢を保持できるようにさせたのでは、と現場スタッフによって考察されていました。化粧には必ず必要な鏡のちからも侮れません。

このように「食べる」に対する意欲が変わると、「食べる」動作にも影響が広がります。機能的自立度評価法（18のADL項目をそれぞ

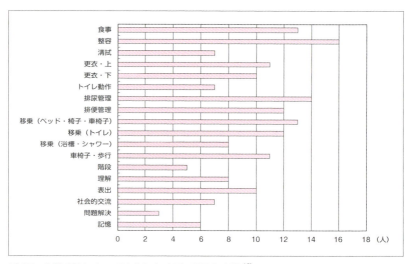

図15　化粧療法によって変化したADL項目と人数[12]。

第2章 歯科（歯や口）と化粧療法

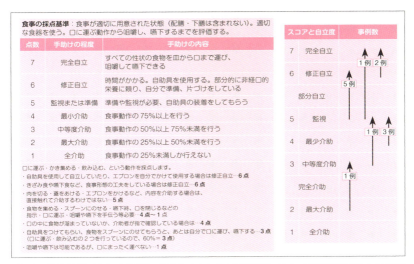

図16 採点基準（左）と実際に変化したスコアと事例数（右）（参考文献13より引用一部改変）。

れ7段階で評価）を用いて、化粧療法によってどのようなADL（日常生活動作）が変化するのかを高齢者関連施設の要介護高齢63名に調査した結果、半数以上の37人に、なんらかのADLにおいて自立度が向上したことがわかりました（図15）。そしてそのうち13名では、食事動作の自立度が向上しました。

13名の食事動作の自立度がどのような変化したかを、採点基準とともに図16に示します。ある方は見守り（監視）が必要だった状態から完全自立になりました。また、介助が必要だった状態から、見守り（監視）になった方もいました。これは本人にとっても嬉しいことですが、実はスタッフの身体的・精神的・時間的負担の軽減にもつながります。化粧療法効果は、高齢者だけでなく、その方に関係するご家族やスタッフにまで波及していきます。

では、本当に意欲が増したという心理的効果だけで、このような食事動作の自立度が向上するのでしょうか？　その効果ももちろんありますが、それだけではないことが科学的に明らかになりました。詳細は「3-1 化粧療法が身体機能に及ぼす影響」（54頁）でご紹介します。

これらは要介護者の事例でしたが、化粧療法を地域の元気な高齢者に向けて実施すれば、オーラルフレイル予防、特に「食べる」の維持に対する取組みとして活用できるのではないでしょうか。

2-5　「唾液」と化粧療法

本項では、唾液と化粧療法についてお伝えしたいと思います。年代が上がるにつれて「口の渇きが気になる」と回答する割合が増加するとの報告があります[14]。その要因は、ストレスや加齢などもありますが、高齢者においては、服用している薬も影響しているといわれています（図17）。高齢期（特に75歳以上）には複数の疾患を治療するために、複数の薬剤が処方される傾向にあり、75歳以上の約4人

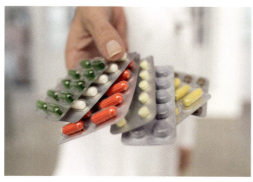

図17　高齢期（特に75歳以上）には複数の疾患をそれぞれ治療するために、複数の薬剤が処方される傾向があり、口の渇きの原因となることがある。

に1人は、7つ以上の薬を服用していると報告されています[15]。また、多剤併用は、薬物有害事象（広義の副作用）のリスクを増加させ、そのリスクは薬剤数にほぼ比例して増加し、6種類以上で特に薬物有害事象の発生が増加します[16]。日本医薬品集に掲載されている薬剤全体の約1/4である約600品目に口渇、口内乾燥、唾液分泌減少の副作用があるとの報告があります。睡眠薬、精神安定剤、抗うつ薬、利尿剤、抗アレルギー薬などが挙げられますが、これらの薬を服用している高齢者は多いと思われます。以前、首都圏の有料老人ホーム入所者68名を対象に調査したところ、16%の方が口喝の副作用がある薬を服用されていました。

　唾液は、物の消化・吸収、咀嚼・飲み込み、口腔内細菌の制御（洗浄、殺菌）、口腔粘膜の保護、味覚の感知などにかかわり、口の健康維持に重要な役割を担っています。

　唾液分泌を促す身近な方法として、口を動かす、リラックスする、そして唾液腺マッサージなどが知られています。特に唾液腺マッサージは、口腔ケア教室などで歯科衛生士さんが高齢者に伝えることができるかと思います。しかしながら、お伝えしても高齢の方はなかなか続けてくれないという声をよく聞きます。

　そもそも唾液腺マッサージを毎日の習慣としている日本人は、どのくらいいるのでしょうか？　調査したことはありませんが、かなり少ないのではないでしょうか。歯磨きのように小さい時からの習慣は大人になっても続けやすいですが、大人になってからなにかを習慣づけるのは難しいのが現状です。

　一方、化粧行為の1つであるスキンケアはどうでしょうか？　65～80代の健常な女性264名を対象にした資生堂の調査では、97.7%がスキンケアを行っていました[6]。高齢期にメイクをしなくなる方は増えますが、スキンケアは意外にも続けられているのです。

　年齢を重ねても多くの女性が、一日のさまざまな場面（洗顔後、入浴後、就寝前など）でスキンケアをします。化粧水やクリームを顔全

体になじませるとき、手は顔のどの部位を触っているでしょうか。

図18は、資生堂が店頭でお伝えしている肌のお手入れ方法のイラストです。歯科の視点で見てみると、大唾液腺の耳下腺、顎下腺、舌下腺を触っているのです。そうであるなら、その唾液腺の位置をお伝えしてスキンケアの際に思い出してもらえれば、単なる「スキンケア」が「肌がきれいになる口腔ケア」に変わります。新たに唾液腺マッサージの習慣づけをするより、受け入れてもらいやすいと思います。

さらにスキンケアは、心理学的・脳科学的にリラックス効果があるといわれています。リラックスして副交感神経が優位になれば、サラサラした唾液が多く分泌されます。このようにスキンケアには、唾液分泌を促す要素が含まれているのです。

2013年より資生堂では、スキンケアやメイクを取り入れた化粧療法プログラム（約50分間）を介護施設や医療機関で提供しています。

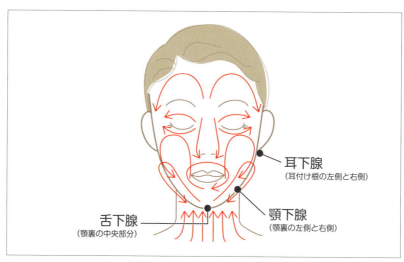

図18　唾液腺マッサージ（参考文献17より一部改変）。

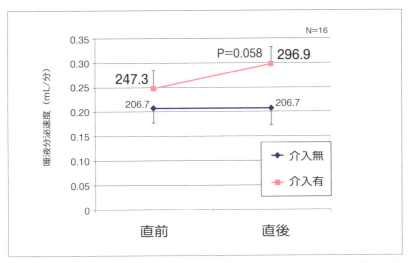

図19 長期療養型病院において、化粧療法プログラム前後の唾液分泌量を測定したところ、不参加者と比較して参加者は増加する傾向にあった[18]。

　長期療養型病院（16名、平均年齢：87.8±6.4歳、平均介護度：3.6）の協力を得て、化粧療法プログラム前後の唾液分泌量を測定したところ、不参加者と比較して参加者は、増加する傾向にありました（図19）[18]。

　一般的に安静時の唾液分泌量は、0.1mL/分以上といわれています。都内のある有料老人ホーム入居者で、唾液分泌量が低い方6名（0.1ml以下/分、平均年齢：85.2歳、平均介護度：2.2）を対象に、3か月間化粧療法プログラム（週1回、50分間のいきいき美容教室参加と毎日の化粧水を使ったスキンケアの実施）を継続した結果、明らかに唾液分泌量が増加していました（図20）[18]。化粧療法だけの効果とはいい切れませんが、ある程度影響を与えたと考えられます。

　せっかくマッサージするのであれば、滑りのよいクリームをつけた

方がやりやすいですし、唾液が出るだけでなく、肌に潤いを与えられることもできて一石二鳥です。

　もう1つ唾液分泌を促す方法としては、口を動かすことです。化粧療法で盛り上がるのはやはりメイクです。スタート時には緊張している参加者もメイクをするころには、図21のように見ず知らずの隣の方とお話しをされ、そしてお隣だけでなく同じテーブルの方たちにもやがて波及し、女子トークが始まります。女性の「美容」や「化粧」に関する会話は尽きません。

　このように、スキンケアやメイクには、唾液の分泌を促す要素が含まれることをご理解いただけたかと思います。ぜひ化粧療法を取り入れて、「きれいになる唾液腺マッサージ」の習慣化を目指しましょう。

　次項では「話す」「表情」についてもう少し詳しくご紹介いたします。

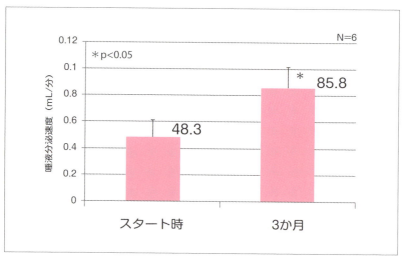

図20　有料老人ホームにおいて、化粧療法プログラム前後の唾液分泌量を測定したところ、参加者は増加する傾向にあった[18]。

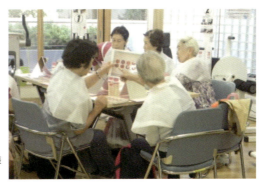

図21 いきいき美容教室の様子。

2-6 「話す」と化粧療法

　本項では、口の機能の中でも人とのコミュニケーションをとるために重要な「話す」と化粧療法についてお伝えします。

　資生堂では、化粧療法を取り入れた全国22施設（有料老人ホーム17か所、グループホーム2か所、特別養護老人ホーム1か所、病院2か所）の258人（平均年齢85.6歳、平均介護度2.4）を対象に、いきいき美容教室に参加した際の周囲とのコミュニケーションの変化を評価しました[19]。約50分間の教室に参加していた際に、隣の席の人やスタッフに対して、みずから発言や発話があったかどうかを確認しました。

　初めて教室に参加された方においては、47.3%の参加者に変化がありました。さらに定期的に教室を開催し、3回目に参加した際に同様に教室前後の評価を行った結果、51.1%の参加者に変化がありました。考えられる要因としては、化粧により気持ちが明るくなり会話をする意欲が出てきたこと、きれいになることで他者へ興味・関心をもつようになったこと、そして定期的に参加することによりその場に

慣れ気持ちに余裕が出てきたことなどが考えられます。いずれにせよ化粧を楽しむ場は、コミュニケーションのきっかけづくりに役立つといえます。

そこで2013年に、首都圏の3つの有料老人ホームで入居者47名（平均年齢85.2歳、平均介護度2.3）を対象に、歯科衛生士さんのご協力をいただいて、化粧療法による発語機能への影響について調査を行いました。

まず、対象としたホームの47名の入居者の評価（5秒間あたりのパタカの発音回数）を行った結果、55.2%が4回以下でした（図22）。その後、月1回の「いきいき美容教室」を開催し、6か月目に再度評価を行いました。ここでは、当初4回以下しか言えなかった人のうち22名が、6か月間の検証に参加しました。そのうち17名の発語回数が増えました[18]。特に、発語回数が少ない人ほど、回数が増えるという結果でした（図23）。

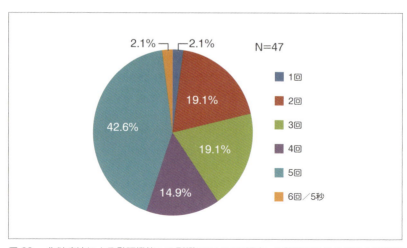

図22　化粧療法による発語機能への影響についての調査。5秒間あたりのパタカの発音回数は、55.2%が4回以下であった。

第 2 章　歯科（歯や口）と化粧療法

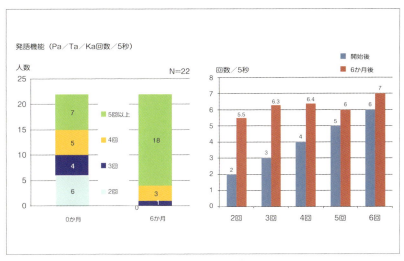

図 23　月 1 回の「いきいき美容教室」を開催し、当初 4 回以下しか言えなかった人のうち 22 名が、6 か月間の検証に参加し、そのうち 17 名の発語回数が増えた。

　化粧療法を続けていると、入居者やスタッフさんの間でコミュニケーションの機会が増えます。「あなた、きれいね」「お肌の調子はどう？」など、いきいき美容教室の場面以外の日常生活の中でも会話が自然に生まれます（図 24）。この調査の結果は、おそらく会話が増え、口を動かす回数が増えたことが影響していると推察されます。
　医療・介護の現場でもコミュニケーションスキルが求められます。私も介護福祉士の養成課程の中で現場実習をした際、実習先の施設長に、「どんなにすごい介護スキルをもっていたとしても、コミュニケーション能力が低いと、入居者やスタッフの信頼を得られないので採用しない。逆に介護スキルが多少低くても、コミュニケーションがうまく取れるのであれば採用する」と言われました。現場におけるコミュニケーションの大切さを知ることができ、この言葉は今も私の頭の中

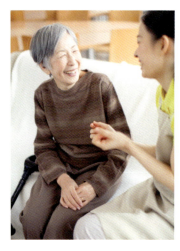

図24 化粧療法を続けていると、入居者やスタッフさんの間でコミュニケーションの機会が増え、口を動かす回数が増えると推察される。

にずっと残っています。

実は、化粧療法にも同じことがいえます。化粧療法を推進するにあたって重要なスキルは高度な美容技術ではなく、やはりコミュニケーションスキルなのです。資生堂が展開している化粧療法講座では、もちろん最低限の美容スキルは習得していただきますが、いちばん重要なのは、高齢者と楽しく化粧をとおしてコミュニケーションが取れるようになっていただくことです。それができて、初めてこれまでお伝えしてきたさまざまな効果が期待できるのです。

つぎに、「笑う」「表情をつくる」についてお伝えします。化粧療法は、心理療法の1つともいわれていますので、もっとも得意とするところです。

高齢者に対する化粧療法効果が知られるきっかけとなった鳴門山上病院（徳島県鳴門市）での研究において、入院患者（N=43）に実施したケースでは、お化粧教室の参加者の89％に表情の変化があったと報告されています[20]。その後、現在に至るまで化粧療法がメディ

アによって取材されると、ほぼ100％といっていいほど紙面には、参加者のすてきな笑顔の写真が掲載されます。どこかでそのような記事をご覧になったことがある方もいらっしゃるかと思います。最初は、恥ずかしそうにしていますが、始まって数分もすれば、初めて会った隣の人と会話を始めます。元気な方も要介護の方も、女性はいくつになってもきれいになりたい気持ちは変わりません。教室が終わると、たくさんの笑顔に出会うことができます。また、その場に男性がいると、なおいっそう盛り上がります。やはり若い男性スタッフや参加されている男性からの誉め言葉は、女性の笑顔を引き出す絶大な効果があります。

　さらに、いきいき美容教室では、笑顔を引き出す仕掛けもプログラムの中に盛り込まれています。チーク（頬紅）をうまく顔につける方法として、「ニコッと笑顔をつくったときにいちばん頬が盛り上がるところを中心にくるくるとチークブラシを回すと、血色の良い仕上がりになりますよ」とお伝えしています。そうすると参加者は、鏡に向かった満面の笑みをしてくださいます。日頃からこのやり方でチークをつけると、笑顔のトレーニングもでき一石二鳥です。単なる笑顔のための笑顔トレーニングよりも、きれいになるための笑顔トレーニングの方が、やる気も続ける気も湧いてきます。

　国立長寿医療研究センターの先進歯科医療研究開発センターでは、口腔内と口腔外を包括的にケアするDADR（Department for Advanced Dental Research）口腔ケアシステムが開発され、普及啓発が行われています[21]。高齢者の口腔機能に限らず、QOLの維持・向上のために、従来の口腔内のケアに加え、口腔外のケアも重要であるとしその一環として、本書でご紹介した口腔外マッサージや化粧療法が盛り込まれています。

　このように美容と歯科が融合し、超高齢社会に向けた新しい取組みが始まっています。今後、化粧療法が歯科の領域でさらに活用されることを期待しております。

注1）ドーパミン：ドーパミンは学習、記憶、注意などの認知機能を調節する神経伝達物質。快楽や喜びの感覚を引き起こす。パーキンソン病ではドーパミンが減少する。

注2）サブスタンス P：ドーパミンから合成される神経伝達物質で、嚥下反射や咳反射に関わる。ドーパミンの分泌量の低下はサブスタンス P の産生を減少させ嚥下反射の減弱を招く。

参考文献（第2章）

1. 海老原 覚. 口腔機能・嚥下機能障害. 日老医誌 2012；49：579-581.

2. 池山和幸. 知っていますか？ お化粧と口腔の意外なカンケイ. デンタルハイジーン 2016；36（9）：986-990.

3. 厚生労働省. 資料3「歯科保健医療ビジョン」の検討に際して【関連資料】. https://www.mhlw.go.jp/file/05-Shingikai-10801000-Iseikyoku-Soumuka/0000165542.pdf（2019年7月5日アクセス）.

4. デンタルサポート株式会社「はじめよう！やってみよう！口腔ケア」. http://www.kokucare.jp/about/oralcare/organic/（2019年7月5日アクセス）.

5. 健志会グループ医療法人健志会医療法人健和会 訪問歯科事務局. http://www.kensikai.or.jp/professional.html（2019年7月5日アクセス）.

6. 池山和幸. 高齢者の生活機能とQOLを支える化粧のちから～粧うことで健康長寿を目指す～. 野村證券 Healthcare note 2014；14（01）.

7. 三浦宏子, 大澤絵里, 野村真利香, 玉置 洋. オーラル・フレイルと今後の高齢者歯科保健施策〈総説〉. 保健医療科学 2016；65（4）：394-400.

8. 水口俊介, 津賀一弘, 池邉一典, 上田貴之, 田村文誉, 永尾 寛, 古屋純一, 松尾浩一郎, 山本 健, 金澤 学, 渡邊 裕, 平野浩彦, 菊谷 武, 櫻井 薫. 高齢期における口腔機能低下―学会見解論文 2016年度版―. 老年歯学 2016；31（2）：81-99.

9. 日本歯科医会. オーラルフレイルのセルフチェック表. https://www.jda.or.jp/pdf/oral_flail_leaflet_web.pdf（2019年7月5日アクセス）.

10. 厚生労働省. フレイルチェックプログラムを活用した市民参加型健康つくりプロジェクト. https://kouseikyoku.mhlw.go.jp/kantoshinetsu/houkatsu/documents/kashiwasetumei3.pdf（2019年7月5日アクセス）.

11. 鈴木隆雄, 飯島勝矢, 平野浩彦, 小原由紀, 菊谷 武ら. 平成25年度老人保健健康増進等事業「食（栄養）および口腔機能に着目した加齢症候群の概念の確立と介護予防（虚弱化予防）から要介護状態に至る口腔ケアの包括的対策の構築に関する研究」報告書. 東京：独立行政法人国立長寿医療研究センター, 2014.

12. 池山和幸. 要介護高齢女性の化粧行動と化粧療法効果. BIO Clinica 2016；31（4）：54-58.

13. 慶應義塾大学医学部リハビリテーション科訳. FIM：医学的リハビリテーションのための統一データセット利用の手引き 第3版. 東京：慶應義塾大学医学部リハビリテーション科, 1991.

14. 高柳篤史, 遠藤眞美, 竹蓋道子, 西澤英三, 辰野 隆, 杉原直樹, 野本たかと. 一般成人のRSST（反復唾液嚥下テスト）陽性率と自覚症状. ヘルスサイエンス・ヘルスケア 2013；13（1）：31-36.

15. 日本老年医学会, 日本老年薬学会. 高齢者が気を付けたい多すぎる薬と副作用. https://www.jpn-geriat-soc.or.jp/info/topics/pdf/20161117_01_01.pdf（2019年7月5日アクセス）.

16. 日本老年医学会, 日本医療研究開発機構, 日本医療研究開発機構研究費・高齢者の薬物治療の安全性に関する研究班. 高齢者の安全な薬物療法ガイドライン. 2015https://www.jpn-geriat-soc.or.jp/info/topics/pdf/20170808_01.pdf（2019年7月5日アクセス）.

17. 株式会社資生堂．資生堂美容の手引き．東京：株式会社資生堂，資生堂社内資料のため発行年不明．
18. 池山和幸．"粧う"からはじめる口腔ケア〜高齢者への化粧療法〜．DENTAL DIAMOND 2017；42（2）：44-50．
19. 池山和幸．化粧療法研究による新たな知見．フレグランスジャーナル 2014；8：33-38．
20. 土居泰子，中内敏子，矢野保子．老人病院における化粧の効果．月刊福祉 1994；5：86-89．
21. 角　保徳，大野友久，守谷恵未．超高齢社会のための専門的口腔ケア．東京：医歯薬出版，2017．

「化粧療法講座」の詳細は、
資生堂ライフクオリティービューティーセミナーで検索！

第3章

全身の健康と化粧療法

- 3-1 化粧療法が身体機能に及ぼす影響
- 3-2 化粧療法が脳・認知機能に及ぼす影響
- 3-3 社会的と精神・心理的のフレイル対策
- 3-4 健康寿命と化粧の関係

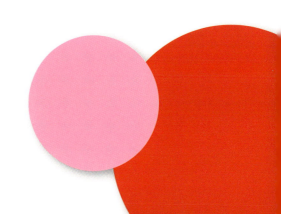

3-1 化粧療法が身体機能に及ぼす影響

　これまでは、化粧療法と口腔機能についての関係をお伝えしてきましたが、本項からは口からさらに視野を広げて、身体や脳、そして生活に対する化粧療法をお伝えしたいと思います。

　「2-4『口の機能』と化粧療法」（36頁）でもご紹介しましたが、化粧療法を導入した施設の介護スタッフにその後の参加者の変化を聞くと、食事動作の自立度が上がるという報告がよくあります。化粧をすることで気持ちが明るくなったから、食事動作の自立度がアップしたのでしょうか？　もちろん心理的な要因もあるかもしれませんが、実はそれだけではないことが科学的に明らかになってきました。

　千葉大学と資生堂の共同研究で、健常高齢者（70代女性20名）を対象に、化粧動作時の筋肉負担や関節の動きについて人間工学的手法を用いて調べました。その結果、化粧品を持つ、開ける、出す、という動作には主に、①総指伸筋、②浅指屈筋、③第一背側骨間筋、顔になにかをつけるという動作をするときには主に、④上腕二頭筋、⑤三角筋が働いていることがわかりました[1]。資生堂ではそれらの5つの筋肉をまとめて「化粧筋」とよんでいます（図1）。

　ちなみに、①〜③は握力にかかわる筋肉で、物のつかむときの動作にかかわり、④⑤は腕の曲げ伸ばしにかかわる筋肉でもあります。たとえば、お箸やスプーンを持ち、腕を曲げて口に食べ物を運ぶという動作の際もこれらの筋肉を使います。

　また化粧動作は、筋肉の部位にもよりますが、数値のうえでは、リハビリで行われる筋力維持に必要な負荷（最大限発揮できる筋力の約20％の筋負担）と同等の負荷がかかっていることがわかりました。さらに、スキンケアやメイクのどの動作が筋肉への負担が大きいのかを測定した結果、アイブロウ動作（眉を描く動作）が、数値上筋力増強レベルの負荷（最大限発揮できる筋力の約40％の筋負担）であること

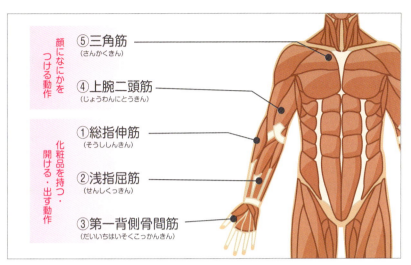

図1　資生堂では化粧動作時に使われる①〜⑤の筋肉を「化粧筋」とよんでいる（数字は54頁の文中に対応）。

がわかりました。またスキンケアで首付近を触っているときも同じくらいのレベルの負荷がかかっていました。これらの結果から、高齢期の化粧はある意味、上肢の筋トレになるといえます。

　同じ実験を女子大生にもしましたが、高齢者ほど筋肉に負担はかかっていませんでした。加齢にともない筋肉量の減少や筋力の低下が進行しますので、同じ動作をする場合でも、筋力が低下している高齢者にとっては、若年者よりも筋力を使わないといけないということを意味します。しかしながら、化粧は筋トレのように歯を食いしばってするわけではないので、高齢者は楽しみながら上肢の筋トレ効果が期待できるのです。

　さらに、化粧動作は食事動作と比較して、約2〜3倍の筋力を使うことがわかりました（図2）[2]。また、歯磨きのブラッシング動作

と比較すると、筋負担は同程度でしたが、化粧動作の方が関節の可動域が約2〜3倍大きいということがわかりました[3]。歯磨きは口だけですが、化粧は額から顎までの上下、そして左右と動作が広範囲に及ぶので、ある程度関節を動かす必要があるのです。意外に高齢期の化粧動作は、たいへんだということがわかります。高齢者が「化粧が面倒でやめたわ」と言われることがあります。これは、社会的な要因もありますが、自覚はされていませんが、おそらく身体的な衰え（フレイル）も影響していると考えられます。

これらの結果から、化粧をすると食事の自立度がアップするという現象は、化粧療法をとおして化粧動作を継続的に行うことで、筋肉や

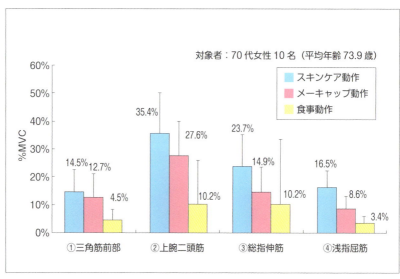

図2　化粧動作と食事動作における筋負担の比較[2]。
※注）MVC（Maximum Voluntary Contraction＝最大随意筋力）：ある特定の筋肉に最大の負荷をかけた時を100％とし、ある動作をしたときにその筋肉の何％の力が使われているかを％MVCで示す。筋電測定をすることで計測できる。

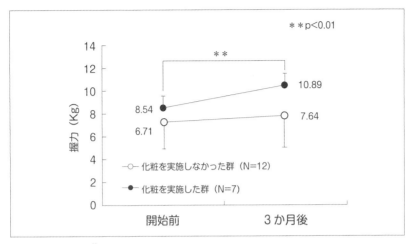

図3 握力の変化[4]。

関節を定期的に動かすトレーニングになり、より筋負担の小さい食事動作ができるようになったと考えられます。心だけでなく身体機能が向上した結果、食事動作の自立が向上したのでしょう。「化粧筋」を鍛えれば、きれいに、そして「自分で食べる」ことの維持につながるのです。

　前述の「化粧筋」には、握力にかかわる筋肉も含まれるので、化粧療法によって握力が向上したという事例もあります。握力の向上によって、自分でお椀が持てるようになったり、手すりを握れるようになったりします（図3）[4]。また、食事に限らず、ADLの自立度が上がることは、介助者の負担軽減にもつながりますので、化粧療法の効果は、高齢者本人だけでなく、周囲にも波及していきます。

　資生堂の化粧療法は自立支援のもと、残存機能をいかに引き出すかということがもっとも重要な視点で、つねに高齢者自身で行う化粧を

サポートします。周囲のスタッフがすべてやってしまうと、きれいにはなりますが、これまでお伝えした効果は得られません。

要介護状態になると活動量が減り、筋力の低下や関節の拘縮が起こることがあります。動かさないことで動けなくなり、廃用症候群に陥り、そして寝たきりにつながっていきます。化粧動作には、これらを予防するさまざまな筋肉と関節の動きが盛り込まれています。

料理をする、食べる、顔を洗う、歯を磨く、服を着るなど、日常生活では意外に上肢の筋力を使います。上肢運動機能の維持につながる取組みとして、化粧療法の活用を考えてみてはいかがでしょうか。

3-2　化粧療法が脳・認知機能に及ぼす影響

2012年の時点で、65歳以上の7人に1人（462万人）が、認知症といわれ、2025年には、5人1人（約700万人）、2060年には4人に1人（850万人）に増えると推計されています。さらに、認知症の予備軍であるMCI（Mild Cognitive Impairment：軽度認知障害）は、2012年の時点で400万人以上と推計されており、MCIから認知症に移行すると、実際の認知症患者数はさらに増えていくと推測されます。2019年5月、政府は今後の認知症施策として「70歳代での認知症発症を10年間で1歳遅らせる」という目標値を掲げました。現状では認知症に対する特効薬はありませんから、当面は予防に取組んでいくしかありません。

数年前の新聞記事に、認知症の初期に見られる特徴がいくつか挙げられていました。同じ話を繰り返す、料理が苦手になる、物忘れが増えるなどの事例の中に、「洋服や化粧などに気を使わなくなる」とありました。それでは認知機能と化粧はどのような関係があるのでしょうか？

第 3 章　全身の健康と化粧療法

表 1　脳のはたらきと化粧

脳部位	はたらき	化粧とのかかわり
前頭葉	脳全体の司令塔 思考や行動、創造、意欲、 言語など	きれいになりたいという意欲 使用手順・方法の確認 鏡で出来栄えの確認
頭頂葉	痛み、温度、圧力などの 感覚	化粧水やクリームの温度 マッサージの際の温度や指圧
側頭葉	記憶、聴覚、嗅覚、情緒、感情、 言語など	化粧の過去の記憶 化粧品の香り 周囲からの声かけ、会話
後頭葉	視覚の中枢など	メイク用品の色 出来栄えの確認

　スキンケアやメイクのような化粧行為は、一定の手順である程度の時間をかけて行います。また鏡を見ながら、さまざまなアイテムを使用して、イメージした自分に仕上げていきます。このような能力は高次脳機能といわれています。

　人間の大部分を占める大脳は、前頭葉、頭頂葉、側頭葉、後頭葉に分けられ、それぞれの部位によってはたらきが異なります。脳のはらたきと化粧とのかかわりを表 1 に挙げました。大脳は場所によってそれぞれ異なる役割を担っていますが、各部位が連携することによって、化粧という行動が成り立っています。

　また、ペンフィールドの脳地図（図 4）をご存じでしょうか？　身体の各部位からの入力が、大脳皮質のどの領域に投影されているかを示したものです。感覚野においても運動野においても、化粧行為にかかわる手の指と顔（特に口）がほとんどの部分を占めています。

　このように、あらためて化粧行為を脳という視点で考えてみると、化粧は脳へさまざまな刺激が同時に入力されますので、ある意味、脳

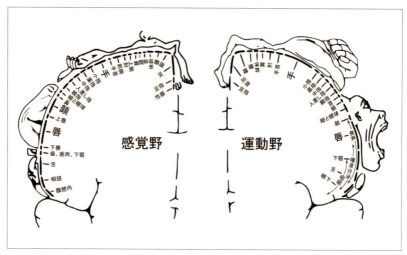

図4　ペンフィールドの脳地図[5]。

のトレーニングにつながると考えられます。

　資生堂の化粧療法プログラムの実施前後の脳血流（脳酸素代謝）の変化を測定したところ、左前頭葉の酸素ヘモグロビン濃度が明らかに上昇していました[6]。また、同時にストレスホルモンである唾液中コルチゾール濃度を測定すると、明らかに減少していたことから、化粧によってリラックスした「快の状態」になったといえます[6]。さらに各動作時の血流の変動を測定した結果、スキンケアの時は、リラックスした状態になるため、血流はスタート時を起点にすると一度低下し、メイクのときには上昇するという、脳の血流にダイナミックな変動が見られました。アルツハイマー型認知症では、脳血流の低下が起きていますので、認知症ケアの一環で化粧療法を導入することも1つの選択肢として有効かと思います。

第 3 章　全身の健康と化粧療法

　また、認知症の進行とともに脳波が不安定化するといわれています
が、化粧をすることで不安定になった脳波を安定化するといった研究
報告もあります[7]。これらの研究結果から、化粧が脳への良い刺激なっ
ていることは間違いないようです。

　ある特別養護老人ホームで月 1 回の「いきいき美容教室」に 3 か
月間参加していただき、その前後で、認知症スクリーニング検査であ
る MMSE（ミニメンタルステート検査）を用いて認知機能を評価した
ところ、参加していない人のスコアは低下しましたが、参加者は維持
されているという結果が得られました[8]。そのため、認知症の予防や
進行を遅らせる取組みとしても期待ができます。

　他にも個別の事例ではありますが、夜間徘徊の回数の減少や他の入
居者に対しての暴言がなくなったなど、認知症の BPSD（Behavioral
and Psychological Symptoms of Dementia：周辺症状）の変化に関
する声も多数いただいています。

　このように化粧療法は、脳を刺激し、認知機能に影響を及ぼすこと
がわかってきました。認知症予防や症状の緩和のために、医療・介護
の現場で「粧う」ことを実践してみてはいかがでしょうか。間違いな
く笑顔に出会えますし、副作用として肌がきれいになります。

　医療・介護従事者から「認知症の方が、化粧なんてできるのですか？」
と質問がありますが、答えは「YES」です。女性であれば、何十年
も毎日していた化粧習慣は記憶に残っています。重要なことは、その
記憶を引き出すための環境づくりを周囲の家族やスタッフができるか
どうかです。認知症ケアの基本として、なにができなくてなにができ
るのか、どこをサポートすれば良いのか、よく観察することが大切だ
といわれています。できることを見つけて「褒める」と、脳の報酬系
が活発になり本人の自信ややる気につながり、なにかをする動機付け
にもなります。

化粧動作には「容器が自分で開けられた」「肌がすべすべになった」「手際よくできた」「上手に口紅が塗れた」など、褒めるポイントはたくさんあります。「認知症になると化粧ができない」と決めつけないで、まずは現場で実践してみてください。

　もしファンデーション用のスポンジパフを食べようとしたら、「味つけをしていないので、食べてもおいしくないですよ。お化粧をしてきれいになった後にお食事しませんか」とお声がけしてみてください。その反応をみてから、化粧療法を続けるかどうかの判断をしても遅くはないと思います。

3-3　社会的と精神・心理的のフレイル対策

　「2-3 オーラルフレイル予防に役立つ『口腔 "外" ケア』という考え方」（31頁）ではオーラルフレイルについてお伝えしましたが、他の3つのフレイル、①身体的フレイル、②精神・心理的フレイル、③社会的フレイルと化粧について考えてみましょう。

　身体的フレイル予防に関しては、「3-1 化粧療法が身体機能に及ぼす影響」（52頁）でもお伝えしましたが、高齢期の化粧動作は上肢の軽度運動にもなり、他のADLの自立度にも影響を与えます。化粧療法は一種の作業療法という見方もできますので、リハビリ専門職が担い手となり、介護老人保健施設やリハビリテーション病院で導入されることを期待します。また予防の観点では、スポーツジムなどで下肢のトレーニングとセットで上肢の運動、心のケアとして化粧療法を導入してみてはいかがでしょうか。

　では、精神・心理的フレイルや社会的フレイルは、だれがどのような対応をする必要があるのでしょうか？　フレイルはある日突然起こるのではなく、社会とのつながりが少なくなる、活動範囲が狭くなる、精神的に落ち込むなど、生活環境の変化が引き金となり、さまざまな

第3章　全身の健康と化粧療法

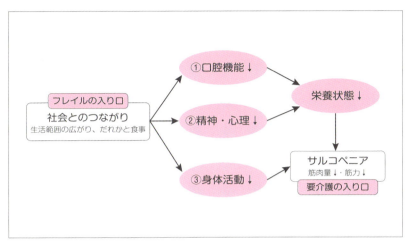

図5　フレイルの仕組み（参考文献9を元に一部改変）。

フレイルへと連鎖していき、最終的に要介護状態へ移行していきます（図5）。

　東京都健康長寿医療センター研究所が行った都内在住高齢者を対象にした調査では、閉じこもりかつ孤独傾向の者は死亡リスクが高まるとの研究報告があります[10]。さらにイギリスの研究では、長寿に良い影響を与えるいちばんの要因は、社会とのつながりがあることで、禁煙や肥満予防よりも、影響が大きいとの結果が出ています[11]。これらの研究から、社会とのつながりが健康長寿に大きな影響を与えることがわかります。まずは高齢者にかかわるすべての職種が、フレイルの入り口である「社会的フレイル予防」に取り組む必要があります。では、具体的にはなにをすればよいのでしょうか？

　これまで化粧をすることで、リラックスしたり、気持ちが明るくなったりと心理変化をもたらすことが、心理学的研究で明らかになってい

63

ます。そのため化粧療法は、「心理療法」ともいわれています。また化粧療法を実施している現場を見ていますと、会場で初めて会った人同士が会話を楽しみ、帰る頃にはすっかりお友達なったということがよくあります。これらのことから化粧療法は、医療・介護の現場で社会的フレイルや精神・心理的フレイルの予防に役立つ可能性を秘めています（図6）。

　つぎは、社会とのつながりと化粧の関係についてご紹介したいと思います。資生堂は、都内の半日型デイサービス利用者89名の女性（平均年齢81.3歳、要支援1～要介護2）を対象に、外出頻度と化粧行為についての調査を行いました。外出頻度（週4回以上、週2～3回程度、週1回以下）が異なる3パターンの人のメイク頻度（ほぼいつも、時々〔人と会うときだけ〕、ほとんどしない）を調査した結果が図7になります。

　週4回以上外出している人は、50％以上がメイクをほぼ毎日していますが、外出頻度が少なるにつれて、メイクをほとんど毎日している人の割合は低くなり、一方で「ほとんどしない」割合が高くなって

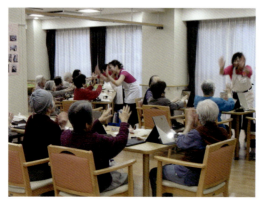

図6　化粧をすることで、リラックスしたり、気持ちが明るくなることが研究で明らかになっており、フレイル予防に効果的である。

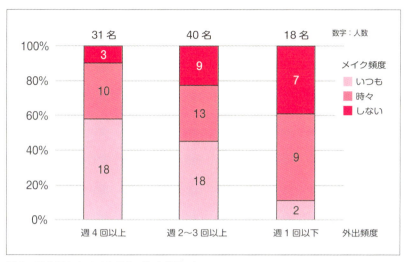

図7 外出頻度とメイク頻度（資生堂調べ）。

いました。「メイクをしない日は外に出たくない、人に会いたくない」という感覚は、多くの女性が共感できるのではないでしょうか。

　メイクは、他者や社会の視線を考慮して行う行為であり、公的自意識と強く関連した動機で行われます。そのため外出頻度が低下し、人と会う機会が減少すると、公的自意識が低くなり化粧をしなくなる傾向にあります。メイクは社会とのつながりの程度を現すバロメーターといえます。

　これまでの調査やヒアリングから、社会とのつながりと化粧の関係がわかってきました（図8）。高齢期に心身機能が低下することで、外出頻度が低下します。外出しないと人と会う機会が減少しますので、自分や他人への関心・意識が低下し、身だしなみに対する意識が低くなり、化粧をしなくなっていきます。化粧をしていないから積極的に

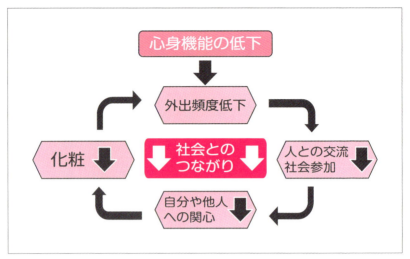

図8　社会とのつながりと化粧の関係（筆者作成）。

外に出たいと思わなくなり、家にばかりいる状態が続くと人と会うことがおっくうになってしまします。その結果、ますます自分や他人への関心がなくなっていく、といった負のサイクルが回りはじめ、徐々に社会とのつながりが失われていくと考えられます。この負のサイクルをどこかで断ち切る介入が必要になります。

　2015年、資生堂は横浜市と介護予防事業に関する協定を締結し、その取組みの一環として、市内15の区で地域の元気な高齢者（約270名）を対象に、「いきいき美容教室」を開催しました。参加者へのアンケートで、「化粧をするとお出掛けしたい気持ちになりますか？」との質問に、9割以上の方が「そう思う」と回答しました。そして、日頃の外出頻度を調査した結果、実に参加者の約4割が、閉じこもりがちな方（1週間の外出頻度が3回以下）だったのです。

第 3 章　全身の健康と化粧療法

　これは「化粧」や「美容」といったワードが高齢者の興味を引き、外出行動を促したと考えられます。教室では化粧の話だけでなく、健康にかかわる情報もお伝えしていますので、健康リテラシーの向上にもつながりました。また、担当の区職員（33 名）に対して行った調査では、97％の方が「介護予防事業として満足」と回答したことからも、地域住民への閉じこもり防止や孤独死対策としての化粧療法の可能性が期待できます。

　本取組みは各地域で 1 回のみの開催でしたが、このような場を定期的に開催することで、地域住民の「外出したい気持ち」や「人と会いたい気持ち」の種火を維持できると思います。実際に、定期的に開催した場合の検証結果は、次項でお伝えいたします。

　負のサイクルが回りはじまる前に、社会的フレイルや精神・心理的フレイルの予防として、地域のさまざまな場所で化粧療法が展開されることを願っています。美容職だけでなく、医療介護職、自治体が連携し、たとえば「地域包括"美容"ケアシステム」のような仕組みが構築されれば、高齢になっても孤立や孤独のない社会が実現できるのではないでしょうか。

3-4　健康寿命と化粧の関係

　「化粧はしなくても死ぬことはないから、介護・医療の現場では別にしなくてもよいのでは？」という言葉をときどき耳にすることがあります。しかしながら、化粧をすると健康寿命の延伸につながる可能性があるなら、どうでしょうか？

　2018 年の厚生労働省の発表 [12] によると、平均寿命と健康寿命の差、つまり不健康な期間は、女性が約 13 年、男性で約 9 年です（図9）。

　不健康な期間が約 10 年間と聞くと、この期間はずっと寝たりきり状態なのかと思われる方がいらっしゃいますが、そういう意味ではあ

「粧う」ことで健康寿命を伸ばす化粧療法 —エビデンスに基づく超高齢社会への多職種連携アプローチ

りません。実はそのような状態になる期間は、もちろん個人差はありますが、最後の約2年間といわれています。では、約8年間の不健康な期間はどのような状態なのでしょうか？

たとえば、病院に行くほどではないけれど、生活の中でなんらかの身体的な衰えを感じたり、日常生活で感じる不安やストレスによって精神的・心理的に不健康になったりしている状態です。これまでにもお伝えしたフレイル状態が不健康な期間と重なるかと思います。

資生堂が実施している化粧療法の活動が、2014年に経済産業省の健康寿命延伸産業創出推進事業に採択され、「美容的ヘルスケアサービス提供による介護費用削減効果の検証」というテーマで実験を行いました。地方独立行政法人東京都健康長寿医療センター（東京都）と連携し、大規模アンケート調査（約3,000名）や介入試験（約270名）を行いました。対象者は、あらゆるライフステージを想定して、地域

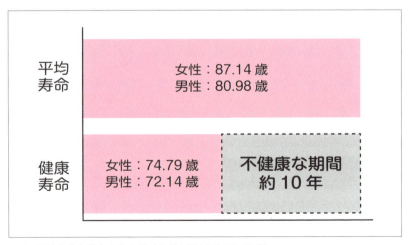

図9　平均寿命と健康寿命の差（参考文献13を元に作成）。

68

第 3 章　全身の健康と化粧療法

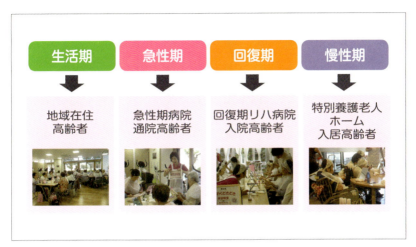

図10　「美容的ヘルスケアサービス提供による介護費用削減効果の検証」というテーマで実験を行ったところ、各ステージにおいて、健康寿命の算出指標でもある主観的健康感に改善が認められた。

在住健常者、急性期病院通院患者、回復期リハビリテーション病院入院患者、特別養護老人ホーム入居者を対象としました（図10）。

　化粧療法プログラムとして、月2回の「いきいき美容教室」への参加と、毎日のスキンケア（化粧水提供）を3か月間実施し、その前後の変化を比較しました。各ステージで得られた結果を簡単にご紹介いたします。

● **自宅で生活している高齢者（地域在住健常者、急性期病院通院患者）**[13]
　健康寿命の算出指標の1つである主観的健康感は、介入群で維持する傾向が見られました。また、抑うつ尺度のスコアは、介入後に有意に改善しましたが、対照群では変化しませんでした。自宅から会場や病院に通うことのできる方のため、身体機能はもともと維持されて

いましたので、心理的・精神的な効果が得られました。

　外出頻度に関しては、検証期間が10月〜12月と冬場に向かう時期だったこともあり、対照群では有意に低下しましたが、介入群では維持されていました。心理面の変化が、外出意欲を維持させたと考えられます。これらの結果より、地域の高齢者に対する化粧療法は、社会的フレイル、心理的・精神的フレイル対策として活用できるのはないでしょうか。

　事後アンケートでは、「最近、顔色が良くなったね。どうしたの？」と娘や孫に声をかけられるようになり、生活にハリが出たとのコメントや、主治医に「きれいになったね。すばらしいね」と褒められて、身も心も軽くなったとの感想がありました。薬にはない化粧ならではの効果です。

●回復期リハビリテーション病院入院患者 [14]

　機能的自立度評価表（FIM）を用いて、入退院時のFIM効率（入院期間あたりの数値の変化）を評価した結果、認知項目（理解・表出、社会交流、問題解決、記憶）において、対照群に比べて有意に介入群がすぐれていました。このような指標が変化することは、リハビリ意欲や退院後の抑うつ改善など精神面への影響も大きいと考えられます。

　回復期リハビリテーション病院のスタッフは、リハビリをがんばっている患者さんたちに普段見ることのない笑顔があふれ、参加者と楽しくおしゃべりをしている光景を目の当たりにして、「病院に笑顔があってもいいのだと思いました」とのコメントされていたのが印象的でした。まさに、患者さんのQOL維持向上につながる取組みとして、医療機関でも化粧療法は有効といえるのではないでしょうか。

●特別養護老人ホーム入居者

　介入前後の変化を比較した結果、認知機能（MMSEスコア）に有意に差が認められました。特別養護老人ホームのスタッフは、ある参加

者が風呂あがりに自分で髪をとかすようになったことに驚かれ、本人ができることなのに、自分たちがしてしまっていたことを反省されていました。高齢者だけでなく、スタッフにも効果が波及していきました。

　このように本検証では、健康寿命の算出指標でもある主観的健康感に改善が認められました。化粧療法が健康寿命の延伸に役立つ可能性を秘めているのです。
　また、介護費用削減効果を試算した結果、1人あたり約1,185円の削減効果があるという結果が得られました。非薬物療法ですので、薬ほどの効果はありませんが、副作用もなく、なにより参加者の皆さんがいきいきとした表情になり、自分に自信をもって周囲とつながりをもつようになったことが、最大の効果といえます。
　健康寿命の延伸に対する取組みの1つの選択肢として化粧療法をぜひご活用ください。

「化粧療法講座」の詳細は、
資生堂ライフクオリティービューティーセミナーウェブサイトへ

「粧う」ことで健康寿命を伸ばす化粧療法 ―エビデンスに基づく超高齢社会への多職種連携アプローチ

参考文献（第3章）

1. 彭　春栄，下村義弘，池山和幸，勝浦哲夫．若年女性および高齢女性におけるスキンケア中の筋活動の特徴．人間生活工学 2012；13（2）：39-44.

2. 豊泉深秋，池山和幸，下村義弘，勝浦哲夫．短時間の軽作業における筋電図データに適した標準化及び解析方法の検討．日本生理人類学会誌 2014；19（3）：137-143.

3. 池山和幸．化粧療法研究による新たな知見．フレグランスジャーナル 2014；8：33-38.

4. 池山和幸．要介護高齢女性の化粧行動と化粧療法効果．BIO Clinica 2016；31（4）：54-58.

5. Wikimedia Commons. File:Homunculus-ja.png. https://commons.wikimedia.org/wiki/File:Homunculus-ja.png（2019年7月5日アクセス）.

6. 高田定樹，高須恵美子．「化粧のちから」によるビューティーケア．ファルマシア 2011；47（4）：311-316.

7. 町田明子，白土真紀，高田定樹，八木　透．脳波を用いた高齢者に対する化粧療法の効果検証．日本老年精神医学雑誌 2012；23（8）：978-987.

8. Machida A, Shirato M, Tanida M, Kanemaru C, Nagai S, Sakatani K. Effects of Cosmetic Therapy on Cognitive Function in Elderly Women Evaluated by Time-Resolved Spectroscopy Study. Adv Exp Med Biol 2016; 876: 289-295.

9. 厚生労働省．厚生労働科学研究費補助金（長寿科学総合研究事業）「虚弱・サルコペニアモデルを踏まえた高齢者食生活支援の枠組みと 包括的介護予防プログラムの考案および検証を目的とした調査研究」（平成26年度報告書）．厚生労働省，2014.

10. 藤原佳彦．地域高齢者における社会的フレイルの概念と特徴～社会的側面から見たフレイル～．日本転倒予防学会誌 2017；3（3）：11-16.

11. Holt-Lunstad J, Smith TB, Layton JB. Social relationships and mortality risk: a meta-analytic review. PLoS Med 2010; 7(7):1-20.

12. 厚生労働省．平成30年度版高齢社会白書．https://www8.cao.go.jp/kourei/whitepaper/w-2018/html/gaiyou/s1_2_2.html（2019年7月5日アクセス）.

13. 河合　恒，猪股高志，大塚理加，杉山陽一，平野浩彦，大渕修一．化粧ケアが地域在住高齢者の主観的健康感へ及ぼす効果―傾向スコア法による検証―．日老医誌 2016；53：123-132.

14. 杉山陽一，大渕修一，池山和幸．回復期リハビリテーション病棟における「化粧」の効果と介護予防の手段としての期待．第2回日本予防理学療法学会学術集会要旨集 2015.

第4章

地域における化粧療法の活用例

4-1 地域歯科における取組み事例

4-2 待合室の活性化

4-3 化粧療法を取り入れたい、
歯科医療関係者のためのアドバイス

4-4 化粧療法の担い手になるには？
資生堂化粧セラピスト認定制度

4-1 地域歯科における取組み事例

　昨今、人生100年時代といわれています。2018年の敬老の日に公表されたデータによると、100歳以上の高齢者は6万9,785人で、88.1%が女性です。また、女性の高齢者人口が初めて2,000万人に達しました。超高齢社会において、歯科の現場でもますます「高齢女性」に対する取組みが求められます。

　そしてもう1つ求められることは、「地域」での活動です。フレイル対策の実践や、かかりつけ歯科医院に選ばれるには、地域での地道な活動が欠かせません。実際に化粧療法を活用して、地域に根付いた活動を展開している4つの歯科医院を紹介したいと思います。

①定岡歯科医院：北海道妹背牛町、高齢化率45.6%（2018年1月現在）の事例（図1、2）

　2016年8月、院内研修の一環で、院長をはじめ歯科衛生士や受付スタッフが化粧療法講座を受講し、資生堂化粧セラピスト3名が誕

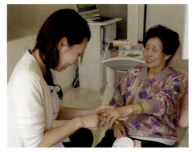

図1　チェアサイドで簡単なハンドケアを実施する様子。

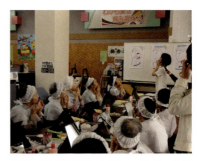

図2　地元のコミュニティースペースで化粧療法を活用した口腔ケア教室を展開。

第 4 章　地域における化粧療法の活用例

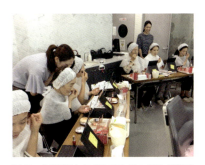

図 3　歯科医院内において「いきいき整容教室」を開催。

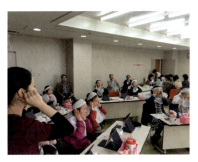

図 4　歯科医師会主催のイベントにおける活動の様子。

生しました。チェアサイドで簡単なハンドケアや、休診日の待合室を利用して患者さんを対象に美容教室を実践しています。それらの取組みがきっかけとなり、2017 年から妹背牛町役場と定岡歯科医院の間で、「介護予防・日常生活支援総合事業に関する業務委託」を締結し、年 3 回地域高齢者を対象に、化粧療法を活用した口腔ケア教室を地元のコミュニティースペースで展開（2019 年 6 月現在も契約は更新中）。北海道新聞や地元紙北空知新聞などでも取り上げられ、教室を開催すると近隣の医療機関や介護施設の関係者の見学があり、化粧療法をとおして医科歯科連携・多職種連携の輪が広がり始めています。

②園田歯科医院：福岡県大牟田市、高齢化率 37.5%（2018 年 4 月現在）の事例（図 3、4）

2016 年に 3 名の歯科衛生士が化粧療法講座を受講。2 名が資生堂化粧セラピストを取得後、自院の待合室を利用して患者さんを対象に、口腔ケアにも役立つ化粧療法を活用した「いきいき整容教室」を開催しました。その取組みがきっかけで、翌 2017 年には、地元の大牟田歯科医師会主催の歯の健康フェアや、近隣の熊本県山鹿市歯科

医師会主催の「歯と口の健康週間」事業でも教室を開催し、会報誌や地元紙に活動が紹介されました。地域高齢者の口腔リテラシーが高まるだけでなく、きれいになって皆さんが笑顔になりました。「普段はあまり外に出ないけど、せっかくだから遠出しようかしら」との声もあり、地域住民の意識と行動に影響を与える活動を展開しています。

③**添島歯科クリニック：熊本県熊本市、高齢化率30.1％（2018年8月現在）の事例（図5、6）**

2018年春、院内研修の一環としてスタッフが化粧療法講座を受講し、歯科医師や歯科衛生士ら4名の資生堂化粧セラピストが誕生しました。クリニック併設の子ども歯並びセンター内の地域交流スペースにおいて、患者さんを対象に化粧療法を実践しました。また、訪問先のグループホームでも教室を開催し、この取組みは地元テレビ局の情報番組でも取り上げられました。現在、熊本市南区役所と連携し、復興住宅における心や口腔ケアの一環として、化粧療法を活用する取組みが計画されています。

グループホームにおける化粧療法の実践後、「キレイになって嬉し

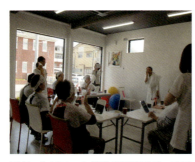

図5　クリニック併設の交流スペースで化粧療法を実践。

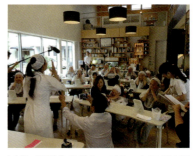

図6　訪問先のグループホームにおいて「いきいき美容教室」を開催。

第 4 章　地域における化粧療法の活用例

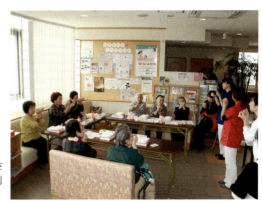

図 7　月 1 回のペースで開催される「いきいき健康お化粧教室」の様子。

い気持ちは、認知症であっても皆同じなのだと実感しました」(受付事務)、「あんなに喜んでもらえて、こちらが元気をもらいました」(歯科衛生士) などの感想がありました。

④武田歯科医院：山形県鶴岡市、高齢化率 32.0％（2015 年 10 月現在）の事例（図 7）

　2018 年末に、院長をはじめ院内スタッフ全員（歯科医師、歯科衛生士、薬剤師など）が化粧療法講座を受講。受講後 1 か月足らずで即化粧療法を実践し、今では月 1 回のペースで自院の待合室において地域の男女を対象に「いきいき健康お化粧教室」を開催中です。

　参加者からは、「お化粧は自分を元気にさせてくれる。自分を元気にする力がある」(80 代女性)、「化粧はしないけど、(唾液腺) マッサージは良いことだと思うから家でもやってみようと思う」(80 代男性)、「参加者の喜ぶ顔を見て私たちも嬉しくなり、次はどのようにしたらもっと楽しく開催できるのか？と担当した人たちと色々なアイデアを出すようになりました」(歯科衛生士) などの嬉しい声がありました。

これら歯科医院は、いったいどのようなことをしているのでしょうか？　たとえば、図２のコミュニティースペースの写真は、スキンケアのお話をしつつ、唾液腺の位置を伝えている場面です。高齢になっても、洗顔後やお風呂あがりに肌の手入れを毎日続けている方が多いので、これまでの単なるスキンケアを**「肌がきれいになる口腔ケアにしてみましょう」**とお伝えするのです。女性はいくつになってもきれいでいたいという気持ちが残っています。伝え方を少し変えるだけで、口腔ケアに意識が向き、モチベーション維持にもつながります。

資生堂では、このようなテクニックをお伝えする化粧療法講座を、毎年定期的に全国の支社で開催しています（詳細は「4-4 化粧療法の担い手になるには？ 資生堂化粧セラピスト認定制度」88頁参照）。本書をとおして化粧療法に興味をもたれた方は、ぜひチャレンジしてみてください。歯科衛生士をはじめ、介護福祉士、看護師、作業療法士、薬剤師など、さまざまな職種の方が受講されていますので、多職種連携にも役立つでしょう。「粧う」ことが化粧品売り場だけでなく、健康寿命の延伸を目的に歯科をはじめ医療や介護など、さまざまな現場で提供される社会を願っています。

4-2　待合室の活性化

前項でご紹介した歯科医院の取組みには、共通点があることにお気づきでしょうか？　化粧というイメージからイベント的に大勢の人を集めて華やかに開催をしていると思われるかもしれませんが、どの歯科医院も最初は自院の待合室からスタートしているのです。

●なぜ待合室なのでしょうか？

2013年、化粧療法を歯科に展開したいという問い合わせが資生堂にありました。歯科医院の経営戦略コンサルタントをされている有

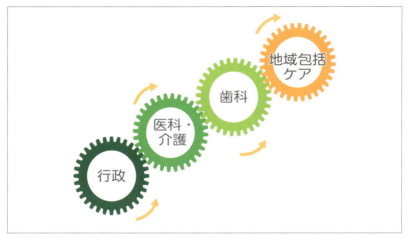

図8 Willmake社の多職種や行政を巻き込んで地域の健康づくりの拠点にしていく取組み[1]。

限会社Willmake143（福岡県大牟田市、以下、Willmake社）代表の田中健児さんからでした。

若年層の人口減少や患者さんの高齢化にともない、患者さんの減少が表面化し今よりさらに深刻化する前に、高齢化する患者さんのニーズに合わせた歯科医院のあるべき姿を早くから提唱されていました。

Willmake社は、医院の待合室を経営資源ととらえ、歯科医院を医療の提供だけでなく、地域住民とつながるコミュニティづくりに活用する「待合室活性化プロジェクト～待つだけのスペースから、健康づくりを支援するスペースに～」を立ち上げていました。さらに、待合室から行動範囲を広げ、各地域で開催される健康教室をプロデュースし、そこで活躍できる歯科スタッフ育成のための研修会も開催されていました。待合室からスタートし、多職種や行政を巻き込んで地域の健康づくりの拠点にしていく取組みです（図8）。田中さんは、この

ような地域に根付いた継続的な活動が、歯科経営の安定化につながると考えておられました。

　歯科の待合室にいる患者さんの心身状態は、医科の待合室とは違い比較的安定した状態です。メインテナンスの来院であれば、ほぼ健康といってもよいでしょう。それでいてその場所は歯科医院という医療機関です。そのため歯科の待合室で待つ時間は、他の科と比較して健康リテラシーを向上させるには最適な場所であり、絶妙なタイミングと考えられます。そして情報発信だけでなく、通院日ではない時間帯に教室を開催し、その場を体験の場としてしまうのです。

　また、化粧教療法を医療機関で実施するメリットがあります。ある程度の年齢になると、「いまさら化粧教室に参加するのが恥ずかしい」「旦那や子どもが良く思わない」という声をよく聞きます。しかし「医

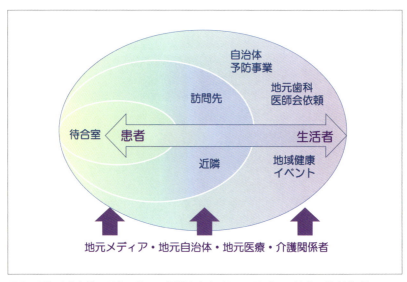

図9　最初は少人数で開催し徐々に規模を大きくしてくと良い（出典：筆者作成）。

療機関で開催される口腔ケアにつながる健康教室に行く」ということであれば、あまり後ろめたさを感じずに、むしろ堂々と参加できます。もちろん、家族も歓迎してくれることでしょう。化粧療法のコンセプトは**「美容で健康」**です。目的は健康、手段が化粧であることをお忘れなく。

　最初は少人数で開催し、少しずつ参加者の輪を広げていきます。また、訪問先の施設で教室を開催するなど、徐々に活動の場を広げていきます（図9）。しかし、患者さんは自宅に戻れば生活者です。次のステップでは、生活者に向けて地域でミニ講座の開催や地元で開催される健康フェアで展開します。患者さんや生活者が集まる場所で、地道に活動を続けることによって地域に根付いた顔の見える歯科医院と認識されるようになります。

　Willmake 社は、このような展開をサポートする際に、地元メディア、自治体職員、近隣の医療・介護従事者にお声がけをします。一般的には「歯科と化粧」は結びつきませんので、メディアにとっても話題性があります。また、要介護者あるいは地域住民がたった1時間の教室で笑顔になってしまう現場は、医療・介護従事者にとっても、十分なインパクトを与えます。さらに単なる化粧教室ではなく、オーラルフレイル対策につながる内容ですので、医療・介護従事者にとっても有益な情報となります。

　「4-1 地域歯科における取組み事例」（74頁）で紹介した歯科医院の事例では、初めは待合室で開催し、開催後の記事や見学スタッフの口コミがきっかけで、新たな依頼や連携につながり、活動の幅が広がっていきました。化粧療法を導入することで、健康につながり、きれいにもなれる一石二鳥の健康教室が実現できるのです。地域で活動をする際に提供するコンテンツは、地域住民が興味をもち、楽しんで参加できる内容でなければ長続きしません。既存のコンテンツに化粧療法を取り入れることで、これまでとは異なる活動が可能になります。

　2019年に政府が発表した「認知症施策推進大綱」の中で、「通い

の場」の拡充が予防の重点施策に挙げられています。認知症予防だけでなく、高齢者の一人暮らしの孤立を予防するためにも、重要な取組みになります。今後は、歯科医院をはじめ、医院、調剤薬局などの医療機関や、ドラッグストア、フィットネスクラブ、化粧品店などさまざまなヘルスケアに関するサービスや商品を提供する店舗が「通いの場」となることを期待したいです。「通いの場」に通ってもらうには、慣れない初めての場所より、通い慣れた場所の方が心理的なハードルが下がります。かかりつけ歯科医院や行きつけの店舗が「通いの場」となれば、高齢者にとって参加しやすくなります。

また、「通いの場」がきっかけとなって、今まで接点のなかった患者さんや生活者の「かかりつけ化」や「行きつけ化」が期待できます。待合室や店舗を地域のコミュニティの拠点にする活動や地域貢献活動は、直接収益を上げる性質のものではありませんが（Willmake 社はあえて"戦略的僅少赤字部門"とよんでいます）、今後の高齢化を中長期的な視点でとらえ、今から備えておいても損はしないと思います。

地域の笑顔を創出し健康寿命の延伸を目指す化粧療法を活用して、地域に密着した顔の見える活動を始めてみませんか？

4-3　化粧療法を取り入れたい、歯科医療関係者のためのアドバイス

本項では、医療従事者である皆さんが、医療現場で化粧療法を実践する際に覚えておいてほしいポイントをまとめました。「導入前の３つのポイント」と「実践の際の３つのポイント」をそれぞれおさえておくことで、参加された患者さんが「なるほど！　だから、歯科が化粧療法をしているのだ」と理解していただけるはずです。患者さんやそのご家族、そして周囲の医療従事者が納得感を感じてもらえることが、継続実施につながります。

第4章　地域における化粧療法の活用例

表1　化粧療法の位置づけ

実施方式	位置づけ	実施例	メリット	デメリット
足し算	化粧をすることを狙いとする	健康イベントにおける美容教室	取組みやすい成果がわかりやすい	準備に手間暇がかかるスタッフの業務負担大
掛け算	化粧を使って本業の仕事を行う	通常業務中例：口腔ケアやリハビリ	負担が少ない業務との違和感が無い	華やかさに欠ける

導入前の３つのポイント

① 整容の中の化粧という意識

　どうしても「化粧＝メイク」の印象が強いので、メイクすることが化粧療法と思われがちです。しかし、実際に医療の現場でメイクはあまり好まれるものではありません。肌を清潔に保つ目的のスキンケアの方がより受け入れられやすい傾向にあります。「1-2『化粧』とは？」（12頁）と「1-3『化粧療法』とは？」（15頁）でもお伝えしましたが、整容の中に化粧があります。整容は医療・介護の現場で必要とされています。メイクをせず、ハンドクリームで手のケアをすることも立派な化粧療法です。「化粧療法＝整容行動療法」と考えましょう。

②メンバー全員で化粧療法の位置づけを明確化

　化粧療法を学んだ直後は、どうしても華やかに化粧レクリエーションやイベントを実施したくなるものです。しかし、それでは長続きしません。最初は良いのですが、数回続けるとメインで推進する人の負

83

担が大きくなる一方で、周囲のスタッフとの温度差が生まれてしまいます。

そこで、まずは関係者全員で化粧療法の位置づけを確認しておきましょう。化粧療法を通常業務とは別に切り離してあえて化粧する場をつくる足し算方式か、通常業務の中に掛け合わせて実施する掛け算方式かを考えておくことが重要です（表1）。これらのことを医院や施設のメンバー全員で共有したうえで化粧療法を始めると、継続した取組みが可能になります。

③対象者の化粧歴を把握

どんな高齢者でも化粧をすれば、喜んで受け入れてもらえる訳ではありません。高齢期には、生活環境や心身機能の変化の影響もあり、

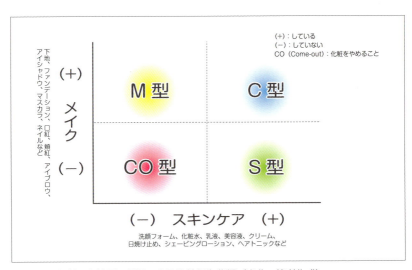

図10　対象者の化粧歴の把握できる化粧行為分類（出典：筆者作成）。

みずからの意思をもって化粧をしない・したくないという考えの方も
いらっしゃいます。まずは、会話の中から図 10 を使用し、対象者の
化粧歴（普段スキンケアやメイクをしているか、していないか）を把握
してみてください。同時に数年前の状況も聞いて、なにの影響でどの
ように変化したのかなども把握しておくと、対象者の化粧に対する意
識や欲求がどの程度なのを知ることができます。また、タイプによっ
て化粧に対する意識が異なりますので、アプローチ方法も異なります。

CO 型：化粧（スキンケアやメイク）に対して興味がなく、自分や他
人への関心が低下していますので、まずは個別にハンドケアやネイル、
スキンケアなど整容を意識したはたらきかけが必要です。通常の口腔
ケアの中に、肌の手入れを合わせる「掛け算方式」がおすすめです。

S 型：自分への関心が維持されているので、グループでメイクを楽し
む場を設け、そこへの参加を促し、他人への興味をもつようにはたら
きかけかけていくことが重要です。こちらはスキンケアにメイクを足
す「足し算方式」がお勧めです。施設内であれば、季節のイベントや
誕生日会などを利用してメイクをする機会をつくると良いでしょう。

M 型：施設に入居され、面会の時だけ口紅をする方がごく稀にいらっ
しゃいます。美意識が維持されていますので、ご本人の現状を把握し
たうえで、朝の時間帯にスキンケアをする環境と整えたり（掛け算）、
メイクをする場面（足し算方式）を設けたりすれば、自発的に行動が
変わっていくでしょう。

C 型：化粧に対する意識や自分や他人に対する関心が維持されてい
るので、化粧や美容に関する話や健康と化粧の関係などの情報発信を
して C 型が維持されるように「掛け算方式」と「足し算方式」を使
い分けていくことをお勧めします。

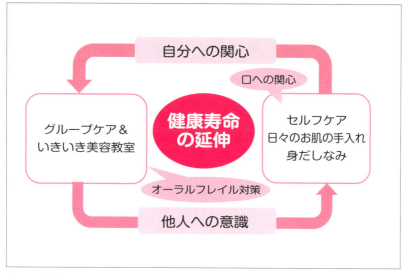

図11　実践のためのポイントまとめ。

実践の際の3つのポイント（図11）
①対象者自身が「自分で化粧をする」を促す

　これまでもお伝えしてきましたが、もっとも重要なポイントになります。化粧療法推進者がきれいにして差し上げることは、悪いことではありませんし、きれいになって喜んでもらえることは間違いないです。ただ、それは「化粧レクリエーション」であって「化粧療法」ではありません。私がお伝えしたい化粧療法の考え方は「美容で健康」です。健康寿命の延伸を目指すなら、自立支援を意識しましょう。自分でできるということは、自分への関心をもつきっかけになり、口への関心にもつながります。また、自分への自信にもなり生活意欲や継続意欲にもつながります。

②グループケアとセルフケア

　通常、化粧はひとりでする行為ですので、「人前でスッピンになるなんて……」と最初は抵抗があるかもしれませんが、教室が始まれば、鏡の中の自分に集中しますのでご安心ください。恥ずかしさよりも「きれいになりたい」という気持ちが上回ります。グループケアのメリットは、きれいになったら周りの方々にすぐに見てもらえて、褒めてもらえることです。ハレの舞台があるから日々のケア（セルフケア）をする意味が出てきます。このサイクルを回していくことが継続につながります。たとえるならば、歯科医療従事者がオーラルフレイル対策として口腔ケア教室でブラッシング指導（グループケア）をして、自宅でも実践していただく（セルフケア）という活動と考え方は同じです。

③習慣化

　実施頻度は、環境や状況により異なるかと思いますが、健康を維持するには、定期的に実施ことが重要です。ヘルスケアに関する取組みは、続けなければ意味がありません。現代において、化粧は日常生活に深く根付いた生活習慣といっても過言ではありません。日常の習慣を利用した取組みが化粧療法です。自分でできる方法であれば、毎日自宅でも続けられますし、グループで実施すれば、他者が良い意味で気になりモチベーションアップにつながります。実践ポイントの①と②を意識して地道に取り組んでいけば、自然に習慣化につながります。

　これらのポイントを意識して化粧療法を実践していただければ、きっと健康寿命の延伸につながる活動ができるかと思います。ぜひ実践してみてください。

4-4 化粧療法の担い手になるには？
資生堂化粧セラピスト認定制度

　資生堂には、これまで紹介してきた化粧療法を専門に活動する「資生堂ビューティーセラピスト」が全国の各支社に存在しますが、今後の高齢者の増加を考えると、自社の人材だけでは対応しきれないのが現実です。フレイル予防は、専門職に限らず高齢者にかかわるあらゆる人が地域で取り組まなくてはいけません。そこで資生堂では、2016年から**「資生堂化粧セラピスト認定制度」**を導入し、化粧療法の担い手の育成をスタートさせました。

　認定試験を受験するには、化粧療法の基礎から実践を学ぶ「ADL向上のための整容講座」3コースをすべて受講していただく必要があります（表5）。世の中に化粧のやり方はいろいろありますが、資生

表5　「ADL向上のための整容講座」3コース（2日間、合計10時間）

コース名（所要時間）	内　容
ベーシックⅠコース（2時間）	化粧療法についての基礎知識、身だしなみについて学ぶ 自分の顔でスキンケアとメイクの基本を実習
ベーシックⅡコース（4時間）	高齢者の身体的特徴や肌状態や顔立ちの変化を学ぶ ペアでスキンケアやメイクの実習
マスターコース（4時間）	複数の高齢者を対象に化粧アクティビティを開催できるノウハウ（スキル）を学ぶ グループでスキンケアやメイク実習・ディスカッション

第4章　地域における化粧療法の活用例

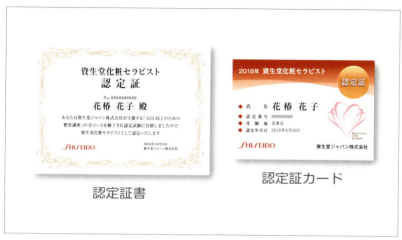

図12　認定試験に合格すると、認定証書と認定証カードが発行される。

堂がこれまで蓄積してきたエビデンスをもとに構築された「資生堂化粧療法」の考え方やノウハウを学んでいただき、十分理解していただいたうえで受験していただきたいためです。

　「ADL向上のための整容講座」全3コースを修了後、認定試験に臨んでいただき合格すると認定証書と認定証カードが発行されます（図12）。「ADL向上のための整容講座」は、一般の方から専門職など、どなたでも受講が可能です。日常生活や職場で高齢者と接する機会のある方を中心に、毎年のべ約2,500名が受講されています。本講座をすべて受講され、みごと認定試験に合格した「資生堂化粧セラピスト」についてご紹介したいと思います。

　2019年時点で合格された方の約5割が介護・医療系職種、3割が一般企業となっています。スタート当初は5割が介護系でしたが、近年、医療系の合格者が増加しています。特に医療系の中でも、歯科

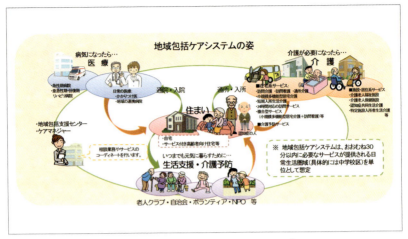

図13 地域包括ケアシステム（出典：厚生労働省ホームページ）。

衛生士の受験者が増えています。

合格者の保有資格は、医師、看護師　歯科医師、歯科衛生士、理学療法士、作業療法士、言語聴覚士、社会福祉士、精神保健福祉士　介護福祉士、薬剤師、保健師、鍼灸師、管理栄養士、調理師、美容師などさまざまです。一般企業の方の業種は、美容関連、ドラッグストア、スポーツジムなどです。その他には、地元で積極的にボランティア活動をしている一般の方や、自分の親を介護している方などが合格されています。

2019年4月時点で、全国43都道府県に「資生堂化粧セラピスト」が誕生しています。地域によって差がありますが、首都圏エリアや中部エリアではすでに100名を超えています。資生堂化粧セラピストになったさまざまな専門職の方々によって、化粧療法をとおして多職種連携が始まっている地域もあると聞いています。歯科衛生士と介護

福祉士が地域活動で連携したり、歯科衛生士と管理栄養士が施設内で一緒に化粧教室を開催したりと、お互いの専門が異なっていても化粧療法に関する知識や技術は共通なので、化粧療法が多職種の共通言語となりうまく連携できるようです。

　合格者の多くは40〜50代の女性で、ついで30代と60代となっています。最高齢は73歳女性です。また少数ですが、男性の合格者もいらっしゃいます。「1-3『化粧療法』とは？」（15頁）でもお伝えしましたが、資生堂化粧療法は自立支援のもと、高齢者の残存機能を引き出すことを重視しますので、男性でも最低限の美容の知識があれば実践できます。セラピストとして重要なことは、女性が長年毎日してきたことを思い出す場をつくれるかどうかの行動力と、化粧をもう一度したいという気持ちを引き出すことのできるコミュニケーション能力です。それができれば、あとは高齢者自身がみずから動きだしますので、男性のセラピストでも心配ありません。

　現在、厚生労働省では、高齢者が可能な限り住み慣れた地域で、自分らしい暮らしを人生の最期まで続けられるよう、地域の包括的な支援・サービス提供体制（地域包括ケアシステム）の構築を推進しています（図13）。地域の中で化粧や美容という楽しみ、そして当たり前の習慣が途絶えることなく、医療や介護の現場でも提供される体制が望まれます。そのためには、医療や介護の専門職の方々が、資生堂化粧療法セラピストになり、専門業務の中に化粧療法を取り入れて、楽しみながら健康寿命の延伸につながる活動をしていただくことを期待しています。近い将来、「地域包括“美容”ケアシステム」が構築されることを願っています。

　なお、「ADL向上のための整容講座」や「資生堂化粧セラピスト認定試験」の開催情報は、資生堂ホームページにおいてご案内していますので、ぜひ検索してみてください。皆さまのチャレンジを心よりお待ちしています。

「粧う」ことで健康寿命を伸ばす化粧療法 —エビデンスに基づく超高齢社会への多職種連携アプローチ

「ADL向上のための整容講座」または
「資生堂化粧セラピスト認定試験」の詳細はウェブで検索！

資生堂ライフクオリティービューティーセミナー

参考文献（第4章）

1. 有限会社Willmake143. https://www.willmake143.design/（2019年7月5日アクセス）.
2. 厚生労働省. 地域包括ケアシステム. https://www.mhlw.go.jp/stf/seisakunitsuite/bunya/hukushi_kaigo/kaigo_koureisha/chiiki-houkatsu/（2019年7月5日アクセス）.

高齢期に最高の輝きを

　高齢者施設で化粧療法を実施すると、「お嫁に行こうかしら」という声をよく聞きます。また、地域の元気なシニアを対象に実施すると、「もう一度、仕事の面接でも受けようかしら」という声があがります。「結婚」や「就職」は人生の中で大きなライフイベントであり、化粧は人生が輝く大切な場面のいつもそばにいたのです。しかし、高齢期になると、化粧をしなくなる、できなくなる社会が存在します。

　「高齢者と化粧」というテーマで研究をしようと思い立って、早20年が経ちました。だれもが輝ける明るい超高齢社会を実現するために、研究活動を続けてきました。本書をとおして、身近に、そして当たり前に存在している「化粧」の社会的価値を見つめ直していただくきっかけとなれば幸いです。

　以下は、現場で活躍しているビューティーセラピストが実際に遭遇した出来事で、私が化粧療法の本質とはなにかをあらためて考えるきっかけとなったエピソードです。

　ある有料老人ホームで、「いきいき美容教室」を開催していました。教室の終盤に差し掛かり、口紅を使う時間帯になりました。参加者は皆さん思い思いの色を選び、鏡をのぞき込み、紅をさします。また隣の人と褒め合って楽しい時間でもあります。そのようななか、認知症を患うある女性は口紅を持ち幸せそうな顔をしながら、それを顔中に塗り始めました。もちろん、美容に詳しくない介護スタッフも口紅を顔中に塗ることは間違っているとわかりますし、ましてや美容職であれば絶対にありえません。しかし、その場にいたベテランのビューティーセラピストはその行為を止めることはありませんでした。幸せそうにしていたから、「まあいいか」と諦めて止めなかったのでしょうか？　あるいは、認知症ケアとして、無下に行動を否定してはいけないと習ったからでしょうか？

なぜその行為を止めなかったのでしょうか？

　答えは、そのビューティーセラピストはその女性が元画家ということを知っていたからです。おそらくその女性は、昔画家として絵を描いていた自分を赤い口紅をとおして思い出していたのでしょう。だから彼女は幸せそうだったのです。そのためビューティーセラピストは止めなかったのです。

　資生堂のビューティーセラピストは、教室が始まる前に必ず参加者とさまざまな会話をします。元気な方であろうと認知症の方であろうとコミュニケーションをとり、肌や化粧の話だけでなく、その人が歩んできた人生を知ろうとします。実は、その時間が化粧療法のもっとも重要な時間なのです。化粧療法は、きれいになることがゴールではありません。その人が最高に輝けるお手伝いをする手段です。その方がもっとも輝いていたころを思い出すきっかけが「口紅を顔中に塗る」ということであれば、それも正解ではないでしょうか。もちろん、その後のケアは必要です。

　日本をはじめ世界の高齢化が加速しています。自宅でも施設でも病院でも、どこにいてもその人が輝ける場所が、日本中そして世界中に存在する社会になることを願っています。その手段の１つとして「化粧療法」がお役に立てると信じています。
　もしかすると、人生を輝かせる手段は化粧でなくても良いのかもしれません。たまたま私自身が「化粧のちから」で人生が変わった経験があったからこそ「化粧療法」という手段を選択しただけで、人生を輝かせる手段はほかにもきっとあるはずです。それを今後も探し続けることが自分の使命だと信じています。

おわりに

　化粧療法研究で多大なるご協力をいただいた多くの医療・介護の関係者の皆さま、資生堂において本研究を支えていただいた方々に深く感謝申し上げます。そしてなによりこの研究活動で出会った多くの高齢者の皆さまとそのご家族にあらためて感謝申し上げます。

　最後になりましたが、本書のきっかけを与えてくださった有限会社Willmake143の田中健児さん、樅山英宗さん、宮崎由美子さん、クインテッセンス出版株式会社の石原千晴さん、木宮雄志さんに、心より感謝申し上げます。

2019年8月
池山和幸

「化粧療法講座」の詳細は、
資生堂ライフクオリティービューティーセミナーウェブサイトへ

著者プロフィール

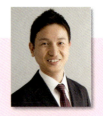

池山和幸 いけやま・かずゆき
株式会社資生堂、医学博士(Ph.D.)、介護福祉士

専門は老年化粧学。京都大学大学院医学研究科にて学位取得。大学院在学中に介護福祉士の資格を取得。2005年、資生堂に入社（リサーチセンター配属）。入社以来、高齢者の化粧実態調査を行い、2009年より施設や病院などでの化粧療法研究を本格的に開始。これまでに、数千人の高齢者の化粧に関するデータを蓄積。2014年より、これらの研究知見をいかし、高齢者美容サービス「資生堂化粧療法プログラム」の開発に携わる。介護、看護、歯科領域の専門職の皆さんを対象として、化粧療法をテーマに全国で講演を行っている。「高齢期に最高の輝きを提供する」をモットーに、あらゆる女性がどのような状況・状態になっても、気軽に化粧を楽しめる社会をつくることを目指している。

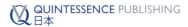

「粧う」ことで健康寿命を伸ばす化粧療法
エビデンスに基づく超高齢社会への多職種連携アプローチ

2019年9月10日　第1版第1刷発行
2023年2月15日　第1版第2刷発行

著　　者　池山和幸
　　　　　いけやまかずゆき

発 行 人　北峯康充

発 行 所　クインテッセンス出版株式会社
　　　　　東京都文京区本郷3丁目2番6号　〒113-0033
　　　　　クイントハウスビル　電話(03)5842-2270(代表)
　　　　　　　　　　　　　　　　(03)5842-2272(営業部)
　　　　　　　　　　　　　　　　(03)5842-2280(編集部)
　　　　　web page address　https://www.quint-j.co.jp

印刷・製本　サン美術印刷株式会社

Printed in Japan　　　　　　　　　　　　禁無断転載・複写
ISBN978-4-7812-0701-8　C3047　　　落丁本・乱丁本はお取り替えします
　　　　　　　　　　　　　　　　　　　定価はカバーに表示してあります